TRAVAIL DU LABORATOIRE DE THÉRAPEUTIQUE DE LA FACULTÉ DE MÉDECINE

ÉTUDE PHARMACODYNAMIQUE

DU

CHLORHYDRATE D'ÉTHYLMORPHINE

DIONINE

Son emploi en thérapeutique oculaire

PAR

Le Dr Marcel SOULIER

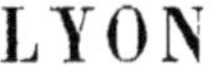

LYON

A. REY, IMPRIMEUR-ÉDITEUR DE L'UNIVERSITÉ

4, RUE GENTIL, 4

1900

ÉTUDE PHARMACODYNAMIQUE

DU

CHLORHYDRATE D'ÉTHYLMORPHINE

(DIONINE)

Son emploi en Thérapeutique oculaire

TRAVAIL DU LABORATOIRE DE THÉRAPEUTIQUE DE LA FACULTÉ DE MÉDECINE

ÉTUDE PHARMACODYNAMIQUE

DU

CHLORHYDRATE D'ÉTHYLMORPHINE

DIONINE

Son emploi en thérapeutique oculaire

PAR

Le Dr Marcel SOULIER

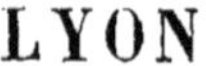

LYON

A. REY, IMPRIMEUR-ÉDITEUR DE L'UNIVERSITÉ

4, RUE GENTIL, 4

1900

Ce Travail est dédié

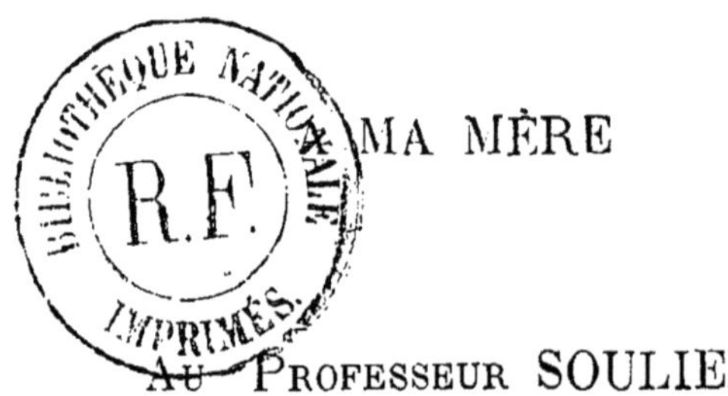

MA MÈRE

Au Professeur SOULIER

En hommage de gratitude et d'affection.

AVANT-PROPOS

Les progrès de la chimie mettent chaque jour à la disposition de la thérapeutique des médicaments nouveaux. Les uns sont mort-nés ; à peine connus, ils sont oubliés. Les autres, à la suite d'observations précises, multipliées, sont acceptés par le praticien ; ainsi en sera-t-il, croyons-nous de quelques dérivés de la morphine.

L'on ne peut contester que la morphine n'ait certains inconvénients graves ; nous nous bornons à rappeler l'accoutumance et ses suites fâcheuses, tout ce qui constitue l'histoire du morphinisme. Or, parmi les nouveaux dérivés de cet alcaloïde, il en est quelques-uns qui paraissent en présenter tous les avantages, non les inconvénients. Le mérite de les avoir entrevus, de les avoir le premier étudiés revient à von Mering. Notre thèse est consacrée à l'étude de l'un d'entre eux, le chlorhydrate d'éthylmorphine ou dionine.

Nos recherches expérimentales ont été faites au laboratoire de thérapeutique, sous la direction de M. le Dr Guinard, chef des travaux. Que cet excellent maître veuille bien accepter, pour la bonté et la bienveillance extrême qu'il nous a toujours témoignées, l'hommage de notre reconnaissance.

M. le professeur Gayet nous a ouvert sa clinique, pour y faire quelques essais; nous l'en remercions bien sincèrement. Il nous fait aujourd'hui l'honneur d'accepter la présidence de cette thèse, qu'il soit assuré de toute notre gratitude.

Nous exprimons nos remerciements à M. le Dr Aurand, pour les conseils qu'il a bien voulu nous donner.

ÉTUDE PHARMACODYNAMIQUE

DU

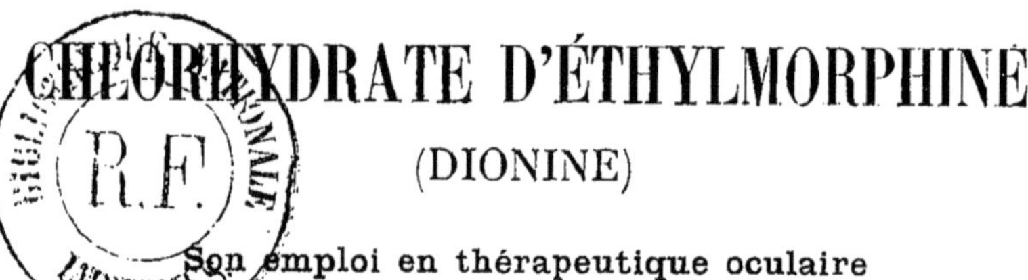

CHLORHYDRATE D'ÉTHYLMORPHINE

(DIONINE)

Son emploi en thérapeutique oculaire

HISTORIQUE

En 1898, M. Merck[1], de Darmstadt, préparait et lançait en thérapeutique un nouveau dérivé de la morphine, le chlorhydrate de l'éther éthylique de la morphine ; il le présentait sous le nom de « dionine ».

Grimaux avait déjà décrit, en 1882, la base de ce corps, l'éther morphinéthylique pur ; il l'appelait la codéthyline. Il en avait aussi signalé le chorhydrate, mais sans étudier toutes ses propriétés. A cette époque, aucun essai clinique n'avait été fait avec ce nouveau produit; on croyait la codéine capable de remplacer, dans certaines circonstances, la morphine.

Bochefontaine alors publia un court travail sur l'action physiologique de l'éthylmorphine ; il croyait qu'elle agissait comme la strychnine. Après lui, en

[1] M. Merck a mis à notre disposition de la dionine pour toutes nos recherches; nous l'en remercions bien sincèrement.

1890, Rolph Stockman et B. Dott étudièrent de nouveau ce corps et conclurent qu'il avait une action analogue à celle de la codéine.

C'est seulement dans ces dernières années, à la suite des recherches pharmacologiques et pratiques de von Mering, que la dionine devait faire son apparition et attirer l'attention des cliniciens.

Les premières expériences furent faites en Allemagne. Korte, après s'être assuré de l'innocuité de la dionine sur des petits chiens, à la dose de 1 centigramme, l'administra à quelques-uns de ses malades, à la place de la morphine et de la codéine. Il la prescrivit à des tuberculeux, surtout à des tuberculeux au début. Voici comment il résume le résultat de ses observations : « La dionine agit contre la toux et l'irritation bronchique qui l'accompagne. Elle facilite l'expectoration, semble combattre les sueurs nocturnes, elle procure un sommeil calme et réparateur. Son action n'est accompagnée d'aucun trouble, soit du système digestif, soit du système nerveux. » Il obtint encore des résultats excellents dans la bronchite chronique, l'emphysème et l'asthme.

Schröder, de Hohenhonnef, faisant prendre de la dionine à des phtisiques, constata que dans la plupart des cas son action est plus favorable que celle de la codéine. Elle produit un soulagement analogue à celui que donnent les doses correspondantes de morphine, sans en présenter toutes les actions collatérales fâcheuses : difficulté de l'expectoration, nausées, vomissements, tendance à la constipation. Pour éliminer l'influence de la suggestion, il évitait de parler aux malades du nouveau remède.

Des résultats satisfaisants sont encore obtenus dans les maladies des voies respiratoires, chez l'adulte et chez l'enfant, par Hajda, Hoff, Bloch, Janisch, Kirte, Kobert, Schlessinger, Higier.

Hesse, Heim et Salzmann l'emploient comme calmant de la douleur dans un grand nombre de maladies : lithiase biliaire, ulcère de l'estomac, névralgie, appendicite, gastralgie, lymphosarcome de l'amygdale. Dans ces cas, ils l'ordonnent à la place de la morphine. Kramolin, de Budapest, ayant obtenu avec la dionine un insuccès chez un malade atteint de tabès, prétend qu'on ne doit pas exagérer et généraliser son action anodine ; il reconnaît pourtant que, comme béchique, ce médicament doit être placé entre la codéine et la morphine.

Dans les dernières épidémies d'influenza, à formes catarrhales et rhumatismales, douloureuses, Bloch, Bornikœl et Isenburg constatèrent son action antalgique.

Walter et Bloch la considèrent comme indiquée dans les maladies des organes génitaux chez la femme, pour adoucir et abréger les douleurs, qui suivent les interventions gynécologiques : instillations au nitrate d'argent, dilatations du col, etc. Ce dernier utilise encore son action analgésique dans un grand nombre d'interventions douloureuses : massage d'articulations enflammées, changement de pansements, badigeonnage du scrotum au gaïacol dans des cas d'épididymite.

Comme analgésique général, la dionine est moins active peut-être que la morphine, mais elle ne devient jamais pour le malade une nécessité impérieuse ; avec elle, il n'y a pas d'euphorie, on n'observe pas cette sensation de bien-être si recherchée de tout morphinomane. Pour cette raison, le chlorhydrate d'éthylmorphine semble indiqué dans toutes les affections chroniques douloureuses, pour prévenir le morphinisme. Heinrich, Fromme, Plessner songèrent même à l'utiliser pour déshabituer le morphinomane de la morphine ; ils obtinrent ainsi de véritables succès dans la cure par abstinence.

Les médecins qui s'occupent des maladies mentales ont aussi expérimenté la dionine. Bien que Freymuth, Sturmhöfel et Krömer l'aient trouvée sans influence sur l'insomnie et sur l'état d'excitation, Ransohoff la trouve efficace dans les cas de dépression mélancolique, et Meltzer l'emploie avec de bons résultats chez les femmes atteintes de maladies mentales délirantes et mélancoliques.

En Italie, Massalongo, Natalucci et Frassi confirment l'action sédative et hypnotique de la dionine.

Au mois de juillet dernier, le Dr Krijewsky soutenait, à la Faculté de médecine de Paris, une thèse dans laquelle il étudiait ce nouveau dérivé de la morphine, au point de vue clinique. Ses conclusions sont les mêmes que celles des auteurs allemands et italiens ; il préconise la dionine comme analgésique, calmant et hypnotique, surtout contre l'élément toux, dans les affections aiguës et chroniques. Avec elle, on n'observe jamais de complications fâcheuses.

En même temps que ces différentes recherches se poursuivaient, une voie nouvelle était aussi ouverte à la thérapeutique oculaire, par l'emploi en clinique d'un médicament dont la propriété analgésiante n'était pas à contester. Wolfberg en fit les premières applications. Plaçant dans le cul-de-sac conjonctival, chez un de ses malades, de la dionine en poudre, de la grosseur d'un grain de millet, il observa une action tout à fait particulière.

Ce n'était autre chose pour lui qu'une action « lymphagogue », analogue à celle des injections sous-conjonctivales de chlorure de sodium, qu'il songea à utiliser dans certaines affections de la cornée et dans les lésions traumatiques de la conjonctive, de la sclérotique, de la cornée. Il signalait aussi l'action analgésiante du nouveau médicament.

Cette action analgésiante a été bien étudiée en France, par M. Darier, qui a trouvé dans la dionine un analgésique précieux pour les affections oculaires profondes et douloureuses, sur lesquelles tous les anesthésiques locaux sont restés sans effet jusqu'à ce jour : iritis, irido-cyclite, ulcères, hératites, glaucomes.

Grœfe et Nicolaïer l'ont employée également avec succès dans des maladies chroniques et anciennes de la cornée, les troubles du corps vitré, les choroïdo-rétinites, les hératites fasciculaires.

Enfin, au mois de juillet 1900, MM. Guinard et Ebstein présentaient à la Société de médecine un mémoire, où ils exposaient les résultats d'un certain nombre de recherches expérimentales, faites sur les actions pharmacodynamiques de la dionine, apportant notamment des documents nouveaux sur les modifications de l'appareil circulatoire.

Nous avons pu nous-même constater, à la clinique de M. le professeur Gayet, l'action analgésiante de la dionine ; nous exposerons le résultat de nos observations dans un chapitre de notre travail.

Auparavant, convaincu que toute application thérapeutique doit reposer sur la notion des actions pharmacodynamiques, nous nous proposons de faire connaître et d'étudier les recherches physiologiques et pharmacodynamiques faites avec la dionine au laboratoire de thérapeutique, sous la direction de M. Guinard.

CHAPITRE PREMIER

CARACTÈRES PHYSICO-CHIMIQUES DE LA DIONINE

La dionine est le chlorhydrate de l'éthylmorphine, laquelle est l'éther éthylique de la morphine.

$$\begin{matrix}HO \\ HO\end{matrix} > C^{17}H^{17}AzO \qquad \begin{matrix}HO \\ C^2H^5O\end{matrix} > C^{17}H^{17}AzO \qquad \begin{matrix}HO \\ C^2H^5O\end{matrix} > C^{17}H^{17}AzO.HCl$$

Morphine — Éthylmorphine — Dionine

Dans la morphine existent deux hydroxyles, l'un alcoolique, auquel la morphine doit sa fonction alcoolique, l'autre phénolique, auquel elle doit sa fonction phénolique, puisqu'elle est à la fois alcool et phénol. L'éthylmorphine résulte de la substitution du radical éthyle (C^2H^5) à l'hydrogène de l'hydroxyle phénolique.

Depuis plusieurs années, von Mering a appelé l'attention sur la fonction analgésiante plus active de ce radical éthyle. D'après ses recherches, celles de Baumann et de Kast, les substances dans lesquelles se trouve le radical éthyle ont cette action analgésiante plus marquée, plus durable que celles qui renferment le radical méthyle : la phénacétine, le trional, le diéthylacétal, combinaisons éthyliques, sont, à ce point de vue, supérieures aux combinaisons méthyliques correspondantes, la méthacétine, le sulfonal, le diméthylacetal.

Aussi, n'est-il pas étonnant de voir, en clinique, la dionine se montrer plus active que la codéine ou méthylmorphine.

Pour transformer en dionine la morphine considérée comme phénol, il faut appliquer le procédé habituel qui permet d'obtenir les éthers des phénols : on chauffe la morphine en présence de l'alcool avec de la potasse ou de la soude et de l'iodure d'éthyle (Merck).

La dionine est une poudre blanche, sans odeur, d'une saveur légèrement amère ; vue au microscope, elle est formée de fines aiguilles. Son point de fusion varie entre 123 et 125 degrés ; au delà de cette température, elle se décompose.

Elle se dissout facilement dans l'eau : 100 parties d'eau à 15 degrés en dissolvent 14 parties. Sa solution ainsi obtenue a une réaction neutre, point très important pour son emploi en injections sous-cutanée.

Le tableau suivant permet de comparer, quant à leur solubilité dans l'eau, les principaux dérivés de la morphine et leurs sels :

Phosphate de codéine . .	1 : 4
Dionine	1 : 7
Chlorhydrate de codéine .	1 : 20
Chlorhydrate de morphine.	1 : 24
Codéine	1 : 78
Péronine	1 : 133
Éthylmorphine	1 : 286
Morphine, Héroïne	à peu près insolubles.

Nous le voyons, la dionine est le plus soluble de

tous ces corps, après le phosphate de codéine; mais celui-ci présente le grand inconvénient d'avoir une réaction acide, qui en rend les injections hypodermiques très douloureuses.

La dionine se dissout encore plus facilement dans l'alcool : 73 pour 100. Sa solubilité dans le sirop simple est de 5 pour 100. Elle est insoluble dans l'éther et le chloroforme. Les différents réactifs généraux des alcaloïdes déterminent un précipité de ses solutions aqueuses même les plus étendues : c'est ainsi que l'iodure double de potassium et de bismuth (réactif de Dragendorff) trouble la solution à 1 pour 100.000; que l'iodure de potassium iodé (réactif de Bouchardat) précipite la solution à 1 pour 10.000.

Les réactions colorantes de la dionine sont les mêmes que celles de la codéine : l'une et l'autre, chauffées à 20 degrés avec de l'acide sulfurique additionné de perchlorure de fer, se colorent en bleu. Nous pouvons, cependant, les différencier par la réaction suivante : si, dans une solution de chlorhydrate de codéine, nous ajoutons quelques gouttes d'ammoniaque, il se forme un précipité qui se redissout dans un excès de réactif. Une solution de dionine, ainsi traitée, présente un précipité qui peut se redissoudre ; mais cette redissolution est momentanée et le précipité ne tarde pas à reparaître.

La dionine se distingue de la morphine par le ferricyanure de potassium, qui donne immédiatement une coloration bleue avec la morphine, tandis qu'avec la dionine, la coloration est vert bleuâtre et très lente à se produire.

CHAPITRE II

EFFETS APPARENTS PRODUITS PAR LA DIONINE CHEZ LES ANIMAUX

Quelques mots sur l'absorption du médicament. — La dionine, très soluble dans l'eau, s'absorbe facilement par le tissu conjonctif sous-cutané. Chez presque tous les animaux que nous avons pu observer, les premières manifestations apparaissent six à dix minutes après l'injection. Si on l'administre par la voie buccale, son absorption est un peu plus lente ; mais en général, vingt ou trente minutes après son ingestion, les effets se produisent.

C'est sur la conjonctive oculaire que la dionine exerce le plus rapidement son action. Qu'elle soit employée en collyre, qu'elle soit appliquée en poudre, les symptômes locaux, par lesquels se manifeste cette action, commencent toujours à se produire après deux ou trois minutes.

Si la dionine s'absorbe assez facilement, elle ne paraît pas avoir cependant une puissance d'imprégnation égale à celle des autres dérivés de la morphine et de l'héroïne en particulier ; on en trouvera la preuve par la suite.

Nous étudierons d'abord les effets généraux qu'elle

détermine chez les animaux, particulièrement, chez le chien, chez le lapin, le chat et le cheval.

La dionine chez le chien.

Expérience I. — Chien de 16 kilogrammes.

4 h. 44, on lui fait une injection hypodermique de 4 centigrammes de dionine.

4 h. 53, affaiblissement du train postérieur. La respiration est accélérée, dyspnéique ; la salivation est très abondante.

5 h. 8, diarrhée.

5 h. 13, l'animal est allongé à terre ; il reste immobile.

5 h. 20, le chien s'est relevé. Il reste immobile sur ses pattes, celles de derrière étant aux trois quart fléchies, la gueule ouverte, la langue pendante, salivant abondamment.

5 h. 23, toujours même état ; le calme produit n'a pas les caractères du sommeil morphinique ; l'hyperexcitabilité réflexe fait d'ailleurs complètement défaut ; les symptômes dominants sont l'affaiblissement du train postérieur, la dyspnée, la salivation.

Expérience II. — Roquet de 6 kg. 500. — A 10 h. 5, on lui injecte sous la peau 65 milligrammes de dionine.

10 h. 13, il se lèche fréquemment, déglutit de la salive, mais il ne présente encore rien du côté du système nerveux.

10 h. 17, les premiers effets soporifiques commencent à se produire ; faiblesse du train postérieur ; l'animal, assis sur son derrière, sonne des cloches de la tête et se laisse aller à l'assoupissement. La respiration a une tendance à s'accélérer.

10 h. 20, défécation diarrhéique, indice du réveil du

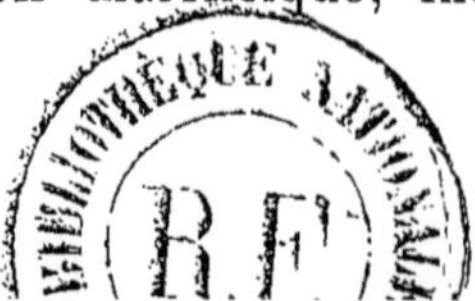

péristalisme intestinal et de l'excitation sécrétoire. L'animal pris à la chaîne, se relève sans présenter l'attitude hyénoïde; il paraît excité et cherche à fuir. La respiration est dyspnéique.

Expérience III. — Chien de 17 kilogrammes. — A 4 h. 31, on fait une injection hypodermique de 17 centigrammes de dionine.

4. h. 45, il est un peu inquiet, se tient debout sans présenter rien de trop particulier.

4 h. 47, il mâchonne et tire la langue.

4 h. 49, la respiration est très dyspnéique.

5 h. 4, salivation abondante. Il ne présente pas l'attitude hyénoïde. Il ne paraît pas vouloir dormir; il est simplement un peu déprimé.

5 h. 15, le chien répond à la voix; la sphère cérébrale semble peu touchée.

5 h. 35, il est affalé à terre.

6 h. 5, l'animal est couché dans une attitude presque physiologique; il répond toujours très bien à la voix quand on l'appelle.

Cet animal a eu de la dysenterie. Dès le lendemain, il a paru très malade; on l'a saigné deux jours après. A l'autopsie, on a observé une gastro-entérite violente.

Dans cette observation, on voit parfaitement combien les effets nerveux de la dionine sont différents de ceux de la morphine et de l'héroïne, dont le sommeil, à dose égale, est plus profond, mais surtout remarquable par l'hyperexcitabilité nerveuse que Cl. Bernard a si bien indiquée dans ses travaux sur l'opium. Nous attirons l'attention sur les altérations du tube digestif rencontrées à l'autopsie et qui expliquent l'origine de la diarrhée et de la dysenterie produites par la dionine.

Expérience IV. — Chien de chasse de 20 kilogrammes. Avant l'injection, on compte chez lui : pulsations cardiaques 96, respirations 56.

11 h. 21, on lui fait une injection de 30 centigrammes de dionine.

11 h. 27, l'animal commence à se lécher ; il déglutit souvent. La respiration est accélérée, dyspnéique. Il se couche.

11 h. 40, il reste toujours couché, mais quand on l'excite, il se redresse. Il ne présente pas l'attitude hyénoïde. La respiration est toujours dyspnéique.

12 h. 9, on compte 96 pulsations ; le chien s'est assoupi.

12 h. 20, il reste calme ; respirations 100.

2 heures de l'après-midi, il est encore endormi ; il a un sommeil calme ; il est dans une attitude assez normale et ne présente pas la moindre hyperexcitabilité. On compte 68 pulsations cardiaques, 16 mouvements respiratoires. Conduit dans sa loge, il marche très bien, sans présenter l'attitude hyénoïde,

Expérience V. — Petit chien de 6 kilogrammes.

10 h. 20, on fait une injection hypodermique de 18 centigrammes d'une solution de dionine à 1/10.

10 h. 21, l'animal commence à se lécher, défécation.

10 h. 24, les effets soporifiques commencent à se produire ; le chien est calme, tranquille ; il ne présente pas d'hyperexcitabilité réflexe.

10 h. 26, il a toujours besoin de dormir ; il refuse de se tenir debout.

10 h. 27, il s'assoupit, mais ne dort pas. Abrutissement complet.

Expérience VI. — Chien de 20 kilogrammes.

3 h. 27, injection de 20 centigrammes de dionine.

3 h. 37, le chien ne présente rien de particulier ; aspect normal, la gueule est entr'ouverte, la langue pendante.

3 h. 45, il s'affaisse lentement sur le train postérieur, puis se couche; il se relève presque aussitôt. Il répond toujours aux appels, remue la queue quand on le caresse.

3 h. 55, l'animal se couche et reste tranquille, puis il se relève bientôt.

4 h. 15, il a toutes les allures d'un animal normal; il présente seulement un peu d'accélération respiratoire.

A ce moment, on injecte de nouveau 20 centigrammes de dionine.

4 h. 25, *diarrhée dysentériforme*. Le train postérieur est très faible.

4 h. 30, il s'affaisse complètement.

4 h. 37, la diarrhée dysentériforme continue. Il y a paralysie du train postérieur.

5 heures, le chien est couché à terre, ne répond plus quand on l'appelle. Il semble dormir; il retire à peine sa patte, quand on lui marche dessus. Il faut l'exciter vivement pour le faire lever, et encore se recouche-t-il presque aussitôt. La respiration est un peu accélérée.

6 heures, il est très abruti; il dort la bouche entr'ouverte et quand on le pince, il se redresse à peine.

7 heures, les effets sont moins accusés; l'animal ne dort pas constamment.

Le lendemain, à 7 heures du matin, tout a disparu; l'animal a conservé une dysenterie intense et rejette du sang presque pur.

Le surlendemain, on observe les mêmes phénomènes.

L'animal est sacrifié trois jours après; la dysenterie avait un peu diminué ; mais, à l'autopsie, nous avons trouvé des lésions congestives de la muqueuse intestinale.

Expérience VII. — Chien bouledogue de 24 kilogrammes. — Avant l'expérience, on note : pulsations cardiaques, 100 ; respirations, 25.

1 h. 50, on lui fait une injection hypodermique de 4 centigrammes de dionine par kilogramme.

2 heures, l'animal se couche ; dans cette attitude couchée, réveil du péristaltisme intestinal : défécation puis miction.

Le chien paraît vouloir s'endormir, il est assez calme.

2 h. 5, il ronfle, mais son sommeil n'est pas profond. Il répond encore à la voix et relève la tête quand une mouche l'agace. Il relève fréquemment la tête et se lèche ; les défécations inconscientes continuent.

2 h. 12, après avoir été assez calme jusque-là, le chien prend un violent accès de convulsions cloniques et tétaniques (convulsions semblables sont aussi observées chez le lapin). Il respire difficilement, il a la bouche pleine de salive mousseuse; on entend des râles ronflants et bruyants.

2 h. 31, vomissements abondants qui paraissent soulager l'animal.

2 h. 45, on note : pulsations cardiaques, 120; respirations, 16.

La respiration est ronflante; on dirait qu'il dort d'un sommeil extrêmement lourd.

Le lendemain, le chien paraissait bien remis, parfaitement réveillé ; mais, vers 10 heures, il a pris un grand accès épileptiforme qui a duré environ vingt à vingt-cinq minutes. Après cet accès, il s'est tout à fait rétabli.

RÉSUMÉ DES EFFETS PRODUITS PAR LA DIONINE CHEZ LE CHIEN

Les expériences précédentes nous font connaître les principaux effets produits par la dionine sur le chien, depuis la dose de 2 milligrammes jusqu'à celle de 3 et 4 centigrammes par kilogramme. Nous pouvons ainsi résumer ses propriétés essentielles : Si dans le tissu conjonctif d'un chien on injecte de la dionine, à la dose de 1 centigramme par kilogramme, les premières manifestations se produisent, en général, après six ou sept minutes. L'animal commence par se lécher et bientôt apparaît une hypersécrétion salivaire, plus ou moins accusée suivant les sujets. Cette hypersécrétion s'accompagne parfois de vomissements, en même temps que l'animal fait des efforts de défécation et a une ou plusieurs selles, diarrhéiques ou non ; parfois érection.

La respiration est toujours accélérée, dyspnéique. Le train postérieur s'affaiblit ; le chien, ne pouvant plus rester debout, s'affaisse sur son arrière-train, se couche et s'assoupit. Quelquefois il dort, mais alors son sommeil est très calme, très léger ; il répond au moindre bruit ; son réveil est très naturel, sans hyperexcitabilité anormale.

Si l'on augmente la dose, en donnant 3 centigrammes par kilogramme, un abrutissement complet succède à l'assoupissement. La sensibilité paraît engourdie ; c'est à peine si l'animal retire la patte quand on lui marche dessus ; laction analgésique n'est pas douteuse.

Lorsqu'on empêche le chien qui a reçu de la dionine de se coucher, il se tient sur ses pattes, la tête basse, l'œil mort, la queue entre les jambes, le train postérieur est affaibli (v. fig. 1); mais il ne présente jamais l'attitude hyénoïde typique, que l'on rencontre presque toujours chez les animaux soumis à la morphine et à l'héroïne.

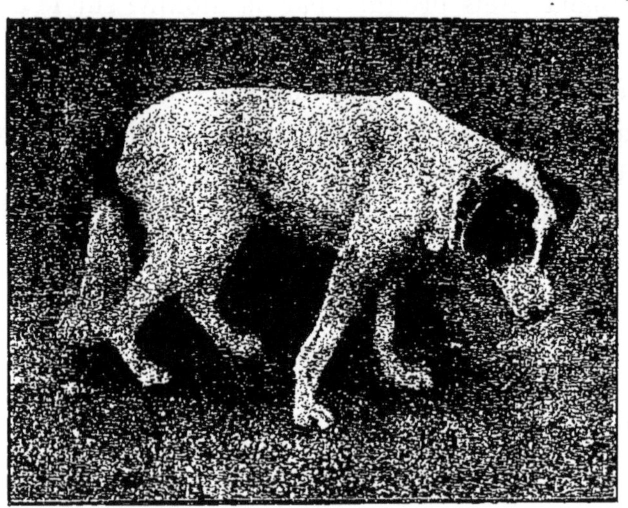

Fig. 1. — Attitude subhyénoïde d'un chien qui a reçu de la dionine en injection sous-cutanée.

Nous avons vu, de plus, qu'aux doses fortes la dionine manifeste des actions convulsivantes, ce qui, d'ailleurs, n'a rien de surprenant étant données ses origines; chez le lapin, ces accidents sont faciles à étudier.

La dionine chez le lapin.

Expérience VIII. — Lapin de 2 kilogrammes.

4 h. 32, injection hypodermique de 10 centigrammes de dionine.

4 h. 45, la respiration est très accélérée.

4 h. 47, tremblements.

5 heures, on touche le lapin qui semble dormir depuis un

moment. Il se met à trembler, lorsqu'on cherche à le déplacer, comme au début d'un accès convulsif. La respiration est très accélérée.

6 h. 10, l'animal est dans une position à peu près physiologique ; les effets commencent à se dissiper.

Expérience IX. — Lapin. — A 10 h. 58, on lui fait une injection sous-cutanée de 20 centigrammes de dionine.

11 h. 3, faiblesse du train postérieur, il marche très difficilement, il a de la peine à se remuer ; démarche sautillante. Il se couche.

11 h. 30, convulsions ; opistothonos.

11 h. 35, mort.

Expérience X. — Lapin. — A 11 h. 14, on lui fait une injection hypodermique de 40 centigrammes de dionine.

11 h. 16, il ne peut déjà plus se tenir sur ses jambes et se couche.

11 h. 18, il essaie de se relever, mais il marche très difficilement, puis il se recouche, trépidations épileptoïdes.

11 h. 21, convulsions, opistothonos ; les membres sont en rétention, tétanos. Les convulsions continuent.

11 h. 30, mort.

Nous n'avons pas multiplié nos expériences chez le lapin, car nous n'avions pas l'intention de constater autre chose que les effets dépressifs, déjà observés chez le chien, et surtout les effets convulsivants de doses fortes ; d'ailleurs, ces expériences seront complétées par les recherches que nous exposerons à propos de la détermination de la toxicité de la dionine.

La dionine chez le chat.

Expérience XI. — Chat de 2 kg. 900. — A 3 h. 40, on lui injecte sous la peau 1 centimètre cube d'une solution de dionine à 2 pour 100. De suite après, l'animal attaché à une chaîne fait quelques bonds, cherche à fuir, puis il se calme. Il commence à se lécher. Une demi-heure après, il est toujours aussi calme, assis sur son train postérieur; il est un peu inquiet et regarde à droite et à gauche. Il fait attention au moindre bruit. La pupille dilatée au moment de l'expérience n'a pas subi de modification.

4 h. 20, on lui fait une nouvelle injection de 1 centimètre cube de la même solution. Toujours pas de modification, pas de salivation. Le chat reste très calme, blotti sur lui-même; il fait le gros dos quand on le caresse, répond très bien quand on l'appelle ; il ne présente pas la moindre excitation.

4 h. 50, troisième injection, celle-ci de 2 centimètres cubes. Quand on la fait, l'animal n'accuse aucune douleur. A 5 heures la salivation commence à se produire ; le chat se lèche souvent, il fait de nombreux mouvements de déglutition. A 5 h. 10 la salivation est très abondante, il paraît un peu inquiet, la respiration est accélérée; tiré à la chaîne, il se tient difficilement sur ses jambes; jusque là, il restait assis, mais alors il est obligé de se coucher. C'est à peine s'il répond à la voix.

Il reste ainsi couché, à moitié sur le flanc, l'œil mort, le regard fixe; il a l'air abruti. On dirait qu'il veut dormir.

5 h. 40, on observe quelques mouvements convulsifs de la tête; la pupille est très dilatée. La salivation continue très abondante. A ce moment, il présente de l'hyperexcitabilité ; au moindre bruit, au moindre appel, il sursaute. Cet

état dure encore quelques minutes; après quoi, il commence à se remettre.

Le lendemain, il était tout à fait rétabli.

Expérience XII. — Chat de 2 kg. 900. A 9 h. 10, on lui injecte 6 centimètres cubes d'une solution de dionine à 2 pour 100. Deux minutes après, l'animal commence à se lécher; il s'étend sur le ventre, l'air inquiet. La pupille, contractée au début de l'expérience, se dilate un peu. A 9 h. 35, il est toujours étendu dans la même position, sur le ventre, ne répondant ni au bruit, ni à la voix. Il est abasourdi. La salivation paraît alors abondante, exagérée; le chat se lèche et relèche continuellement: de chaque côté de la bouche tombe de la bave mousseuse. L'œil est inquiet; l'animal cherche à changer de place, mais il a de la peine à se tenir sur ses pattes.

Il va dans un coin et y reste blotti.

9 h. 41, les yeux sont à moitié fermés; la respiration est accélérée. A 9 h. 50, hyperexcitabilité; un bruit quelconque, un appel détermine un sursaut, uu mouvement convulsif.

9 h. 57, le chat fait un bond, tombe sur le flanc et prend une crise tétanique, la bouche est entr'ouverte, la langue très rouge, pendante; la respiration accélérée, la pupille très dilatée, le facies grimaçant, les membres sont tendus, la tête en opistothonos. Après cette crise, qui a duré deux minutes, le sujet semble plus calme, mais il y a toujours hyperexcitabilité; la moindre provocation détermine une forte secousse.

10 h. 36, nouvelle crise convulsive, les quatre membres en arrière, les pattes de devant croisées, la queue en haut; miction.

10 h. 50, troisième crise; l'animal se cambre en arrière

il a des mouvements convulsifs; les jambes antérieures sont droites, raides ; les jambes postérieures aux trois quarts fléchies; quelques trépidations épileptoïdes et, à 11 h. 15, l'animal est mort dans un spasme. Il avait absorbé 41 milligrammes par kilogramme.

Depuis les expériences de M. Guinard, on sait que la morphine se comporte toujours comme un excitant chez le chat; or il est extrêmement intéressant de constater que le chlorydrate d'éthylmorphine ne possède pas au même degré cette action excitante particulière. Bien au contraire, aux doses modérées, il semble produire une action sédative qui, sans déterminer un sommeil vrai et profond, plonge les chats dans un état de demi-assoupissement, qui confine de très près au sommeil. Dans tous les cas, ce n'est qu'en exagérant les doses que les manifestations d'excitation apparaissent. En somme, les effets sont assez peu différents de ceux que l'on observe chez le chien.

La dionine chez le cheval.

L'essai que nous avons fait chez le cheval n'a pas été très démonstratif, il ne nous a appris qu'une seule chose, c'est que le chlorhydrate d'éthylmorphine est beaucoup moins actif que la morphine et l'héroïne chez les solipèdes.

En effet, pendant près d'une heure et demie nous avons observé un cheval de 345 kilogrammes, qui a reçu soit dans le tissu conjonctif sous-cutané, soit dans la trachée, soit même dans la veine jugulaire, des doses fractionnées de dionine, donnant un total de 95 centigrammes ; or, à aucun moment nous n'avons vu apparaître les signes d'excitation si caractéristiques de la morphine et de l'héroïne. Il n'y a pas eu non plus de manifestations dépressives bien nettes, mais seulement un peu de salivation, indiquée par des mouvements de mâchoires et des déglutitions fréquentes.

CHAPITRE III

DÉTERMINATION DE L'ÉQUIVALENT TOXIQUE EXPÉRIMENTAL DE LA DIONINE

A. — Par injection intra-veineuse.

Nous venons de constater qu'aux doses thérapeutiques, la dionine est manifestement moins active et a moins d'inconvénients que la morphine et certains des dérivés de cet alcaloïde ; c'est en somme ce que prétendent les auteurs qui l'ont étudiée. Cependant, il nous a paru intéressant de savoir si, aux doses toxiques, les résultats parlent dans le même sens. Un médicament peut, en effet, avoir toutes les allures d'un agent fort peu dangereux, tant qu'on reste dans la limite des doses modérées, et posséder cependant une toxicité égale ou supérieure à celle d'autres substances, en apparence plus actives que lui d'après les effets des doses thérapeutiques et surtout d'après leurs actions secondaires.

Nos essais de détermination de toxicité expérimentale ont été faits conformément aux règles adoptées depuis les travaux du professeur Bouchard, suivant le manuel opératoire indiqué par M. Guinard[1] et employé depuis longtemps au laboratoire de M. Arloing.

Expérience XIII. — Lapin de 2 kg. 160. — Injection

[1] L. Guinard : Toxicité des urines (*Société de biologie*, 1893).

dans la veine jugulaire, sous pression faible et constante, d'une solution de dionine à 2 pour 100.

Au 2e cc., l'animal a une grande secousse passagère.

Au 3e cc. 5, il a une crise tétanique se terminant par des mouvements cloniques. Pendant cette crise, l'animal grince des dents, la respiration est haletante.

Au 4e cc., il prend une autre crise. La cornée est alors invisible. on croit qu'il va mourir ; sa pupille, très dilatée, se resserre brusquement, puis la sensibilité de la cornée réapparaît.

Au 5e cc., nouvelles crises accompagnées des mêmes manifestations.

Au 6e cc. 5, des accès convulsifs se produisent.

Au 7e cc. 5, mort.

Il avait reçu 14 centigrammes de dionine, soit 69 milligrammes par kilogramme.

Dans le cours de cette expérience, il y a eu un réveil intense du péristaltisme intestinal, qui s'est poursuivi un peu après la mort.

EXPÉRIENCE XIV. — Injection veineuse à un lapin de 2 kg. 160. — On emploie une solution contenant 40 centigrammes de dionine pour 160 d'eau, soit 25 milligrammes par centimètre cube.

Au début de l'expérience, à 4 h. 15, on note : respiration 108; pulsations cardiaques, 220 par minute.

4 h. 25, après 12 cc., l'animal a une petite secousse : il paraît un peu hyperexcitable, le moindre choc sur la table le fait sursauter.

4 h. 27, après 20 cc., la respiration est ralentie; il en est de même pour le cœur : 120 pulsations cardiaques par minute.

4 h. 30, après 26 cc., l'hyperexcitabilité s'accuse.

L'animal prend spontanément des accès. On compte 56 respirations par minute. Les veines de l'oreille paraissent dilatées.

Après 33 cc., les crises s'exagèrent; convulsions tétaniques avec des secousses cloniques.

4 h. 37, après 35 cc., crises violentes.

4 h. 40, après 37 cc., on note 160 pulsations cardiaques par minute.

4 h. 45, après 49 cc., crises violentes.

4 h. 46, après 55 cc., crise nouvelle; l'animal a des mouvements des mâchoires, il ouvre la bouche, fait claquer ses dents.

La cornée est insensible, mais le cœur bat toujours. Arrêt de la respiration.

Après 55 cc. 5, mort.

Le lapin a été tué par 138 milligrammes de dionine. soit 642 milligrammes par kilogramme.

Expérience XV. — Lapin de 2 kg. 360. — Injection veineuse d'une solution contenant 40 centigrammes de dionine pour 160 d'eau.

5 heures, au début de l'expérience, on compte 200 pulsations cardiaques, 124 respirations par minute.

5 h. 8, après 8 cc., on observe la première secousse; l'animal est très hyperexcitable.

5 h. 15, après 20 cc., l'hyperexcitabilité continue.

5 h. 18, après 23 cc., crise violente, accès tétanique et convulsions.

5 h. 27, après 34 cc., nystagmus; la respiration devient laborieuse, on compte 96 respirations par minute. Le cœur est accéléré.

5 h. 41, l'hyperexcitabilité est toujours très marquée.

L'animal résiste admirablement ; il présente une série de secousses spontanées.

5 h. 50, après 73 cc., crise extrêmement violente et très soutenue; claquement des dents, la bouche est ouverte.

Après 80 cc., mort par arrêt de la respiration.

Le lapin a été tué par 198 milligramme de dionine, soit 84 milligrammes par kilogramme.

Le pouvoir toxique d'une substance varie presque toujours, dans une même espèce animale, suivant le sujet ; c'est un facteur avec lequel il faut toujours compter, car on ne peut espérer obtenir des chiffres rigoureusement semblables ; voilà pourquoi les expériences précédentes nous permettent de fixer autour de 69 milligrammes par kilogramme l'équivalent toxique expérimental de la dionine chez le lapin.

Il est intéressant de rapprocher cette dose toxique, établie pour la dionine, de celles établies dans les mêmes conditions pour la morphine et quelques-uns de ses dérivés. Nous avons obtenu pour 1 kilogramme d'animal, et toujours avec une solution à 2 pour cent, les résultats suivants :

Diacétyl-codéine . . .	0,0220
Triacétyl-morphine . .	0,0292
Héroïne	0,0478
Dionine	0,0694
Morphine	0,580

La conclusion est facile à tirer : la dionine est 8 fois plus toxique que la morphine, mais elle est, de tous ses dérivés, celui dont l'équivalent toxique expérimental est le plus faible.

B. — Par injections hypodermiques.

En clinique, la dionine a été souvent employée en injection sous-cutanée, comme la morphine ; aussi était-il très intéressant de rechercher son degré de toxicité par cette voie.

Nos expériences ont été faites sur les lapins et les cobayes ; en même temps qu'elles font connaître la dose toxique de la dionine, elles achèvent de nous montrer la manière dont se comportent ces animaux sous l'influence de cette substance.

Expériences chez le lapin.

Expérience XVI. — Lapin de 2 kg. 010. — On lui fait une injection de 40 centigrammes de dionine à 2 h. 25.

2 h. 27, il est inquiet, il cherche à se cacher et s'affaisse.

2 h. 37, début des convulsions, suivies bientôt d'une crise tétaniforme.

2 h. 45, paralysie du train postérieur ; l'animal ne peut plus se tenir sur ses pattes, il est étendu à terre sans bouger. On le soulève et on provoque ainsi une courte crise.

3 h. 3, mort. Il a reçu 199 milligrammes par kilogramme.

Expérience XVII. — Lapin de 1 kg. 785. A 5 h. 30, injection de 10 centimètres cubes d'une solution de 2 pour 100.

6 heures, l'animal est étendu sur le ventre, il est très hyperexcitable. A 6 h. 10, soubresauts convulsifs ; à diverses reprises, il a frisé de très près la phase convulsive. Après,

l'animal se rétablit peu à peu ; le lendemain, il allait fort bien.

Il a reçu 112 milligrammes par kilogramme.

EXPÉRIENCE XVIII. — Lapin de 2 kg. 107. — A 5 h. 5, injection de 7 cc. 5 d'une solution à 2 pour 100 ; à 5 h.30, on fait marcher l'animal ; il a l'allure convulsive et porte les oreilles droites. Il est très hyperexcitable. Il se rétablit peu à peu ; le lendemain il était tout à fait remis. Il a reçu 71 milligrammes par kilogramme.

EXPÉRIENCE XIX. — Lapin de 1 kg. 770. — A 4 h. 20, on lui injecte sous la peau 14 centigrammes de dionine.

4 h. 41, l'animal présente des mouvements convulsifs, il a de la peine à se remuer. Il sursaute quand on le touche. Dans l'intervalle, il reste étendu sur le ventre.

4 h. 48, grande crise clonique ; il se livre à une course folle et tombe sur le côté. Après une série de crises, il reste déprimé ; il est couché, les membres postérieurs allongés en arrière, les membres antérieurs écartés de chaque côté en croix. Il a toujours quelques convulsions.

6 h. 25, les crises ont disparu ; l'animal se rétablit peu à peu. Il avait absorbé 79 milligrammes par kilogramme.

EXPÉRIENCE XX. — Lapin de 2 kg. 100. Injection de 30 centigrammes de dionine sous la peau ; neuf minutes après environ, les accidents convulsifs sont manifestes, ils se sont exagérés et l'animal est mort vingt-cinq minutes après l'injection. Il a absorbé 140 milligrammes par kilogramme.

EXPÉRIENCE XXI. — Lapin, 1 kg. 915. Injection de 25 centigrammes de dionine sous la peau. Convulsions très violentes onze minutes. Après ; après avoir persisté pendant quarante-cinq minutes environ, elles se sont calmées ; le lapin paraissait devoir se rétablir, on l'a trouvé mort le lendemain matin. Il a absorbé 130 milligrammes par kilogramme.

Expériences chez le cobaye.

Expérience XXII. — Cobaye de 485 grammes. Injection de 2 centimètres cubes d'une solution de dionine à 2 pour 100; l'injection est faite à 4 h. 15. A 4 h. 30, on observe de la faiblesse du train postérieur; démarche sautillante. Il n'y a pas de convulsion. A 6 h. 10, l'animal va beaucoup mieux; il est à peu près complètement rétabli. Il a reçu 82 milligrammes par kilogramme.

Expérience XXIII. — Cobaye de 372 grammes. A 4 h. 15, injection de 2 cc. 5 d'une solution de dionine à 2 pour 100. A 4 h. 25, l'animal présente des accès convulsifs ; il se couche sur le flanc avec des convulsions cloniques. A 5 h. 25, il meurt. Il a reçu 134 milligrammes par kilogramme.

Expérience XXIV. — Cobaye de 512 grammes, a reçu 55 milligrammes de dionine sous la peau ; après une série d'accidents convulsifs, il meurt au bout de deux heures. Il a reçu 107 milligrammes par kilogramme.

Expérience XXV. — Cobaye de 428 grammes, ayant reçu 35 milligrammes de dionine sous la peau, a présenté des accidents convulsifs prolongés, mais s'est peu à peu rétabli. Il a reçu 81 milligrammes par kilogramme.

Expérience XXVI. — Cobaye de 452 grammes ; injection de 4 centigrammes de dionine sous la peau. Convulsions dix minutes après, prolongées; dans les intervalles, l'animal reste sur le flanc, incapable de se tenir debout. Mort deux heures vingt-cinq après. Il a reçu 88 milligrammes par kilogramme.

Expérience XXVII. — Cobaye A de 620 grammes, cobaye B de 450 grammes, cobaye C de 485 grammes. On injecte sous la peau aux cobayes A et B, 1 centimètre cube de dionine en solution à 2 pour 100, et au cobaye C, 1 centimètre cube d'une solution, également à 2 pour 100, de chlorhydrate de morphine.

Après l'injection, les trois cobayes restent immobiles, pelotonnés dans un coin, les uns sur les autres, se replaçant dans cette attitude lorsqu'on les déplace. Ils tremblent au moindre bruit.

Après quinze minutes, le cobaye B, qui a reçu 0 gr. 444 par kilogramme, semble gêné dans la marche Il est plus excitable que les deux autres sujets. Quelques minutes après, il présente nettement de la parésie du train postérieur. Mouvements convulsifs. Il a une démarche particulière, il bondit plutôt qu'il ne court.

Le cobaye A, qui a reçu 0 gr. 0322 par kilogramme, et le cobaye C ne présentent rien d'anormal.

Une heure plus tard, nouvelle injection : au cobaye A, 3 centimètres cubes de dionine; à B, 2 centimètres cubes de dionine, et à C, 2 cc. 5 de morphine.

Dix minutes après, le cobaye B est très parésié du train postérieur. Le cobaye A est très excité; il bondit au lieu de courir, ne reste pas un instant tranquille. Parésie débutante du train postérieur.

Le cobaye C ne présente rien de particulier.

Quinze minutes plus tard, le cobaye B, qui a reçu

133 milligrammes par kilogramme, a le train de derrière entièrement paralysé. Le cobaye A est parésié, et se trouve dans un état d'excitation extraordinaire. C ne présente toujours rien.

Subitement, vingt-cinq minutes après l'injection, le cobaye A tombe sur le flanc, pris de convulsions, battant l'air de ses pattes. B est étendu sur le ventre, les pattes de derrière entièrement paralysées, mais il commence à présenter des secousses convulsives.

Une demi-heure après l'injection, A, qui a reçu 129 milligrammes par kilogramme, est toujours en proie à des convulsions ; B est dans un grand état de prostration. Il est agité par instants de secousses, mais il n'a plus la force de se déplacer.

Dix minutes plus tard, mort presque simultanée de A et de B (B présente dans ses derniers moments une émission d'urine).

Quant à C, trois heures après l'injection il n'avait encore rien présenté.

En somme, de ces expériences il ressort que, par injection hypodermique, la toxicité de la dionine pour le lapin oscille autour de 12 centigrammes par kilogramme, pour le cobaye de 9 centigrammes par kilogramme.

Afin de faciliter la comparaison, nous avons groupé nos résultats dans le tableau suivant :

TABLEAU RÉSUMANT LA TOXICITÉ DE LA DIONINE

Poids de l'animal.	Titre de la solution.	Quantité injectée.	Dose par kilogramme d'animal.
	—	—	—

1° *Par injection intra-veineuse chez le lapin.*
(Toxicité expérimentale.)

kgs		gr.	gr.
2.160	2 pour 100	0,14	0,069
2.160	0,25 —	0,138	0,064
2.360	0,25 —	0,198	0,084

2° *Par injection hypodermique.*

Lapins :

kgs		gr.	gr.
2.010	2 pour 100	0,40	0,199 (mort)
2.100	—	0,30	0,140 —
1.915	—	0,25	0,130 —
1.785	—	0,20	0,112
2.107	—	0,15	0,071
1.770	—	0,14	0,079

Cobayes :

gr.		gr.	gr.
372	2 pour 100	0,05	0,134 (mort)
450	—	0,05	0,133 —
620	—	0,06	0,129 —
512	—	0,05	0,107 —
452	—	0,04	0,088 —
485	—	0,04	0,082
428	—	0,03	0,081
620	—	0,02	0,032
450	—	0,02	0,044

CHAPITRE IV

DE QUELQUES MODIFICATIONS ORGANIQUES ET FONCTIONNELLES PRODUITES PAR LA DIONINE

A. — Actions sur le cœur et la circulation.

La relation des expériences suivantes donne une idée très nette des modifications que la dionine est susceptible de produire. Ces expériences montrent la différence de ces modifications, suivant la voie d'introduction du médicament (voie intraveineuse ou hypodermique) ; elles peuvent être utilisées pour la connaissance des effets de la dionine sur le cœur, sur la circulation et sur la respiration.

Expérience XXVIII. — Chien barbillot, 18 kilogrammes, en parfaite santé. On le fixe sur la table et on inscrit la pression à l'aide du manométrographe de Chauveau, le pouls avec un sphygmographe à doigt de gant, la respiration avec le pneumographe de Guinard. Le temps est noté en secondes, au métronome.

Au début de l'expérience, on relève (v. fig. 2) :

Pression	158
Pouls	117
Respiration	21

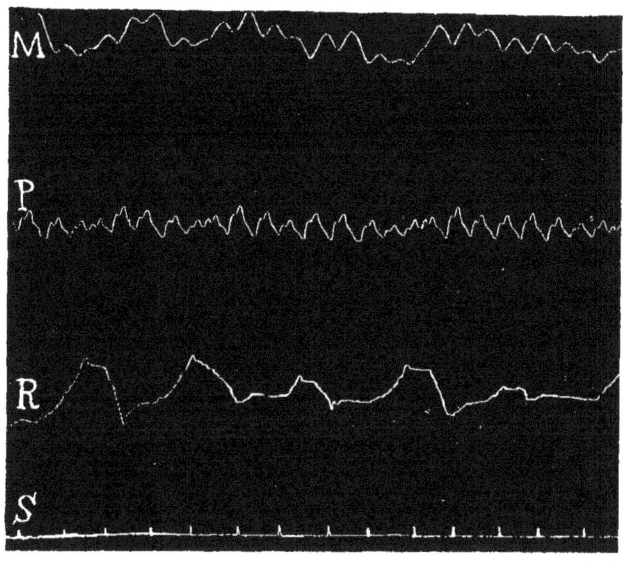

Fig. 2. — Tracé normal avant la médication : M, pression artérielle ; P. pouls ; R. respiration ; S. secondes. — Réduction 1/4.

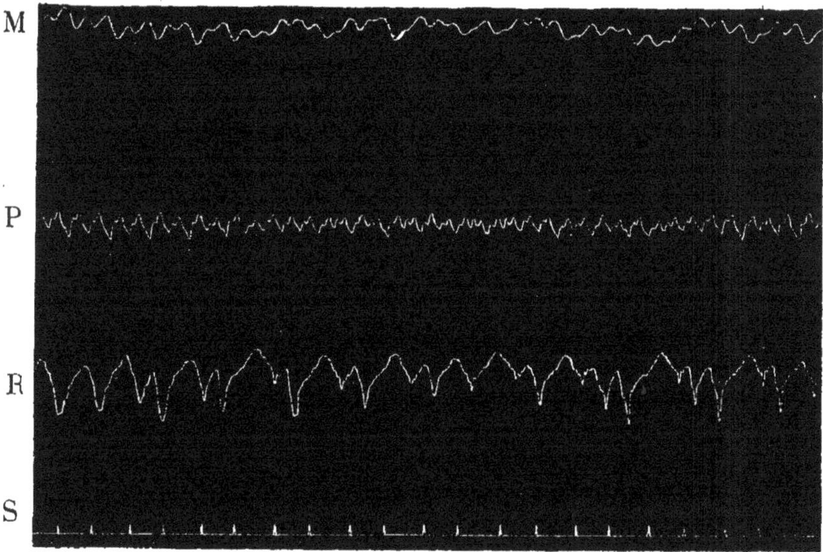

Fig. 3. — Tracé pris sept minutes après une injection hypodermique de 4 centigrammes de dionine. Phase d'excitation. Comparer avec le tracé 2 (Réduction 1/4).

On fait une injection hypodermique de 4 centigrammes de dionine.

L'animal, assez calme jusque-là, se plaint un peu.

Six minutes après, on relève (v. fig. 3) :

Pression 168
Pouls. 126
Respiration 36

Vingt-deux minutes après, au moment où on fait une nouvelle injection de 20 centigrammes, nous comptons :

Pression. 152
Pouls. 111
Respiration agitée, accélérée.

Huit minutes après cette injection de 20 centigrammes, nous notons :

Pression 154
Pouls. 120
Respiration irrégulière.

Cinquante minutes après la première injection de 4 centigrammes, trente minutes après la deuxième de 20 centigrammes, le chien est très calme ; il ne se défend plus, il a les yeux fermés et paraît dormir ; on note alors (v. fig. 4) :

Pression. 151
Pouls. 81
Respiration 78

L'impulsion sphygmographique a moins d'amplitude, la respiration est assez irrégulière, cependant elle est franchement accélérée.

Pendant cette phase de sommeil et de calme, qui est certainement le fait de l'action du médicament, voulant nous renseigner sur la part du pneumogastrique dans le ralentissement du cœur, nous avons d'abord coupé le vague droit,

Cette section a déterminé d'abord une élévation de la pression, avec ralentissement respiratoire et accélération cardiaque : vingt-deux minutes après, on compte :

Pression.	158
Pouls (nettement bigéminé) . .	140
Respiration.	28

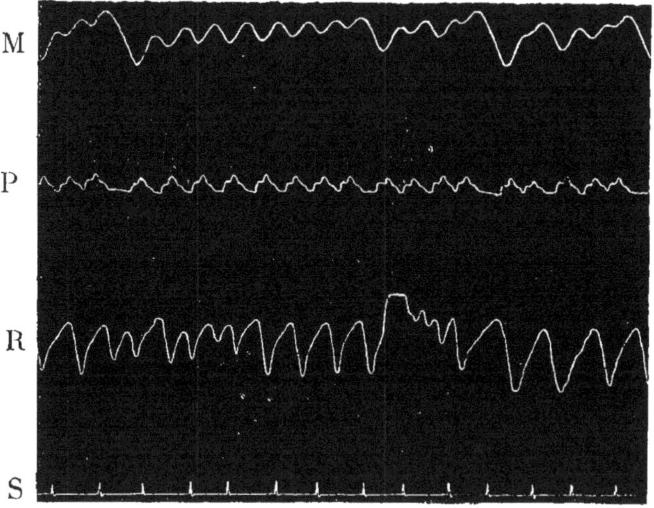

Fig. 4. — Phase dépressive. — Comparer avec les tracés 2 et 3 (Réduction 1/4).

Mais ceci ne dure pas et, une minute après environ, les fonctions étudiées prennent le niveau moyen suivant :

Pression.	168
Pouls.	72
Respiration	33

Cet état ne dure pas ; le pouls qui, dans la dernière phase, était fort et très net, s'affaiblit de plus en plus ; les pulsations sont faibles et franchement bigéminées Ce phénomène est tel, qu'on pourrait croire à une série de pulsations isolées, très nombreuses, et compter 260 pulsations, alors qu'il n'y en a eu que 130 par minute.

Pression.	158
Pouls.	130
Respiration.	27

La section du vague gauche, faite ensuite, détermine les effets ordinaires : grande accélération cardiaque, pouls très faible, hyperthermie, trouble classique de la respiration (respiration ralentie mais plus profonde).

La pression étant à 176, on fait une injection de 4 centigrammes dans la veine jugulaire. La pression tombe alors à 110, mais bientôt apparaît une phase convulsive qui, à chaque violent accès de tétanisme, élève le niveau manométrique, parfois à 150 ou 178; elle retombe dans les phases de répit, pour se maintenir au niveau de 97 millimètres en moyenne.

Cette expérience nous démontre que, par injection hypodermique, dans la phase d'état, la dionine détermine une légère baisse de la pression artérielle, avec ralentissement du cœur et un peu d'accélération respiratoire. La baisse de pression est d'ailleurs précédée d'une légère hypertension au début, qui disparaît avec la période de calme. Nous avons remarqué de plus que les impulsions du cœur, non seulement conservent leur énergie, mais paraissent un peu plus fortes, particularité qui appartient à la morphine et que M. Guinard a étudiée complètement.

En outre, par la section du pneumogastrique, nous avons constaté que les effets de ralentissement cardiaque, produits par la dionine, sont surtout d'origine centrale et proviennent de l'action du médicament sur les centres modérateurs bulbaires.

Expérience XXIX. — Chien de petite taille (loulou). 6 kilogrammes.

Au début de l'expérience, on note :

Pression.	160
Pouls.	75
Respiration	12

Une injection veineuse de 4 centigrammes détermine une chute rapide et importante de la pression, qui tombe à 70 millimètres; pendant ce temps, le pouls, primitivement très plein et très fort, est à peine perceptible; la respiration est irrégulière.

Peu à peu la pression remonte, et, cinq minutes après, on mesure :

Pression.	102
Respiration	18

mais la dose étant trop élevée, la pression n'est jamais revenue au niveau primitif, elle s'est tenue pendant vingt minutes à 102 ou 105 ; des injections successives de dionine ont conduit à la phase convulsive, qui a relevé la pression au moment de chaque accès, puis l'animal est mort.

Expérience XXX. — Chien de 17 kilogrammes, résistant et bien portant. Avant l'expérience l'animal s'est vivement défendu. On inscrit la respiration, le pouls, la pression. Au début, on note (v. fig. 5) :

Pression. 170
Pouls. 141
Respiration. 9

On injecte 4 centigrammes de dionine à 2 pour 100 dans la veine jugulaire.

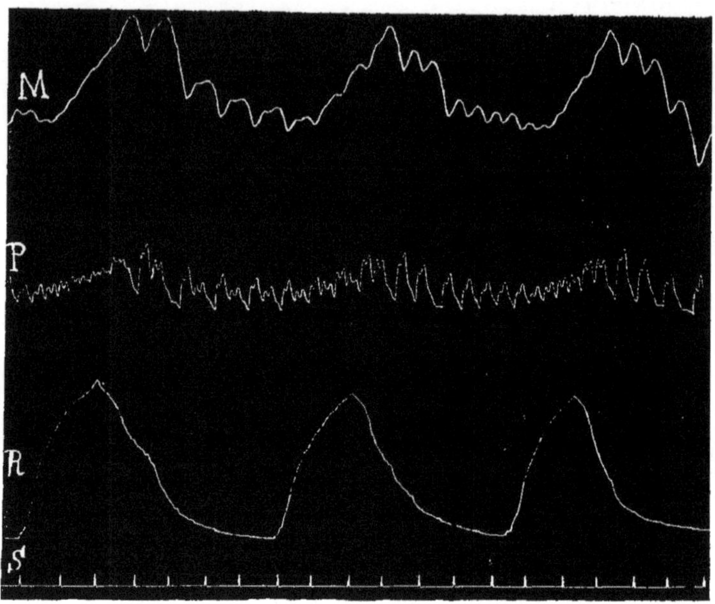

Fig 5 — Tracé pris avant l'injection de dionine : M. pression artérielle ; P. pouls ; R. respiration ; S. secondes (Réduction 1/4).

Quatorze à quinze secondes après le début, la pression commence à tomber ; l'hypotension s'accuse même rapidement (v. fig. 6), de telle sorte que, après une minute environ, le niveau manométrique est très bas. Pendant ce temps, le pouls s'accélére considérablement en s'affaiblissant, la respiration se trouble et s'accélère aussi (v. fig. 7).

On note en effet :

Pression. 73
Pouls. 213
Respiration. 54

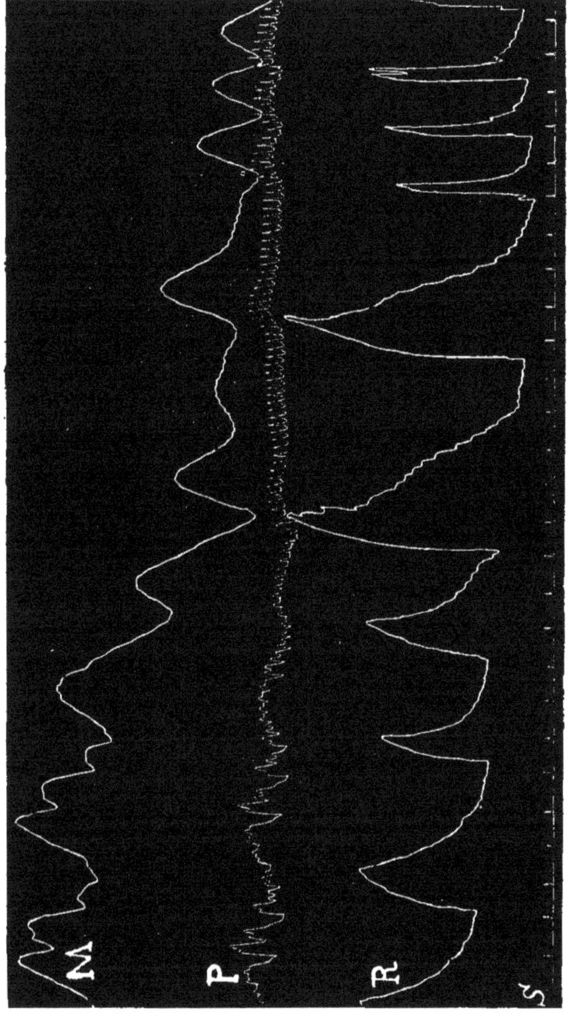

FIG. 6. — 20 secondes après une injection veineuse de 4 centigrammes de dionine. Chute de la pression. Comparer avec le tracé 5 (Réduction 1/4).

Mais ces premiers effets ne persistent pas; trois minutes et demie environ après, on voit la courbe du manomètre commencer à remonter progressivement et lentement; le pouls se ralentit aussi, la respiration se calme et le sujet cesse de se défendre comme au moment de l'injection.

Sept minutes après l'injection, on note (v. fig. 8) :

Pression. 140
Pouls. 123
Respiration. 15

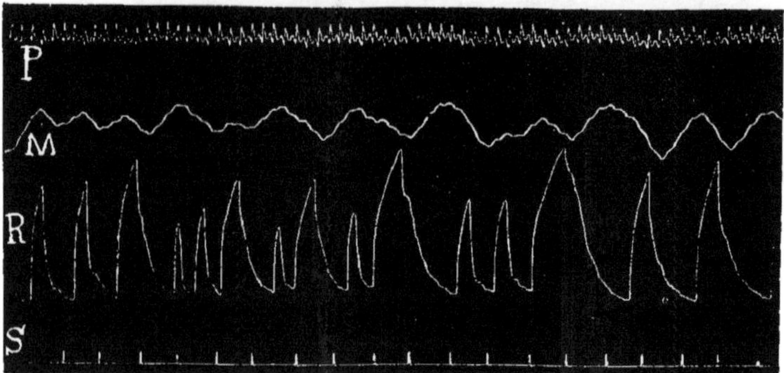

Fig. 7. — Période d'état avec hypotension. Comparer avec les tracés 4 et 5 (Réduction 1/4).

Douze minutes après, alors que l'on note :

Pression. 142
Pouls. 111

on fait une deuxième injection veineuse de dionine qui, aussi rapidement que la première fois, produit une chute de pression jusqu'à 41 millimètres seulement ; le pouls devient absolument misérable et s'accélère beaucoup 177, mais pas autant que lors de la première injection.

Seulement, contrairement à ce qui s'est produit la première fois, la pression ne s'est pas relevée d'une façon aussi nette. Dix minutes après ces troubles, elle est encore à 61 millimètres seulement. Respiration 15. Pouls à peine indiqué sur le tracé. Assurément, il y a affaiblissement du côté du système cardiaque.

On attend encore, la pression remonte un peu, sans grandes oscillations, on a :

Pression.	74
Pouls.	168
Respiration.	18

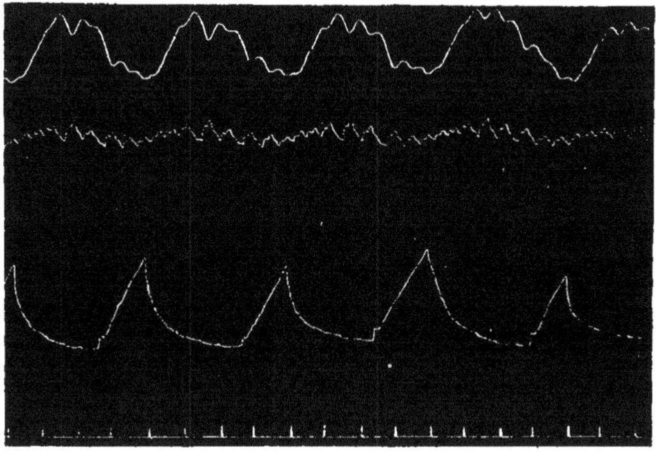

Fig. 8. — Dix minutes après l'injection. Relèvement de la pression après hypotension. Comparer avec les tracés 5, 6, 7 (Réduction 1/4).

Les choses changent peu. On injecte alors une dose massive, 20 centigrammes, de manière à réveiller les accidents convulsifs. Cette injection détermine une oscillation inférieure de la courbe, qui remonte ensuite un peu, pour retomber avec 20 nouveaux centigrammes et remonter encore, en même temps qu'apparaissent les accidents convulsifs, les secousses et le tétanisme. A chaque accès convulsif, la courbe remonte, mais ne dépasse pas cependant 84 à 96 millimètres, pour se maintenir aux environs de 60 millimètres dans les phases de rémission; 20 nouveaux centigrammes sont injectés, qui, sur le moment, accusent à peine l'hypotension ; les impulsions sphygmographiques sont brusques, saccadées et rapides, 252 ; les respirations sont profondes et accélérées. L'état convulsif persistant finit par faire remonter la courbe de pression, et au moment d'un spasme tétanique, celle-ci atteint 120, l'augmentation s'étant faite très progressivement, en s'exagérant brusquement au moment de la crise.

Toujours sous la même influence, la pression monte et atteint 150, le pouls devient plus fort 140, ce qui nous laisse supposer que les accidents observés précédemment sont le résultat d'une division des pulsations devenant bigéminées.

Une dernière injection de 20 centigrammes fait définitivement tomber la pression.

Les deux dernières expériences que nous venons de rapporter sont intéressantes, parce qu'elles nous démontrent qu'après une injection veineuse, la dionine, comme la morphine d'ailleurs, fait tomber la pression ; mais si on ne renouvelle pas la dose immédiatement, ce premier accident s'atténue peu à peu et le niveau manométrique remonte, sans atteindre toutefois le niveau primitif. Seules les doses fortes ou les doses répétées produisent, par injection dans la veine, une hypotension définitive. A part des différences dans l'intensité, les effets de la dionine sur le système cardio-vasculaire ne semblent pas différents de ceux de la morphine, dont l'étude a été très complètement faite par M. Guinard.

B. — **Action sur la respiration.**

Winternitz, de Halle, après avoir étudié l'action de quelques dérivés de la morphine sur la respiration de l'homme, signala, le premier, ce qui se passe avec le chlorhydrate d'éthylmorphine. Ses recherches montrèrent que, sous l'influence de ce médicament, la fréquence respiratoire, la grandeur des respirations et l'excitabilité des centres nerveux ne subissaient aucune influence.

Le Dr Impens, de Bruxelles, expérimenta également la dionine sur le lapin d'abord, puis sur l'homme en prenant les précautions les plus minutieuses, afin d'éviter les causes d'erreur auxquelles la suggestion peut donner naissance. Ses conclusions sont les suivantes : « La dionine ne porte aucune atteinte à la sensibilité du centre respiratoire. Elle augmente, par contre, la consommation d'oxygène de l'organisme, après l'avoir diminuée au début de son action un assez court espace de temps ; cet accroissement des oxydations est éminemment préjudiciable à son influence sédative. »

Nous avons entrepris des recherches du même genre chez le lapin, et nous avons essayé, en inscrivant les mouvements du thorax, de voir quelle influence la dionine a sur le rythme respiratoire.

C'était intéressant, en raison des effets remarquables que possède l'héroïne à ce point de vue. Or, comme on va le voir à la lecture des deux expériences suivantes, la dionine modifie très peu le nombre des respirations du lapin.

Expérience XXXI. — Lapin fixé sur la table. A l'aide du pneumographe, on compte, avant l'injection, 120 respirations (respiration dyspnéique).

On lui injecte 4 centigrammes de dionine dans le tissu conjonctif. On compte :

5 minutes après,	respirations. .	126
8 —	— . .	123
15 —	— . .	111

Expérience XXXII. — On inscrit la respiration d'un lapin et on note 57 mouvements à la minute. Injection hypodermique de 5 centigrammes de dionine, qui donne les résultats suivants :

5 minutes après	58
10 —	54
20 —	43
30 —	46
40 —	47

On arrête l'expérience, car les résultats varient peu.

Même en prolongeant l'expérience, on ne voit pas la respiration se ralentir beaucoup plus.

D'ailleurs, chez le chien, la dionine est plutôt un dyspnéique au début, et il faut attendre un certain temps pour voir la respiration se calmer.

C. — Modifications de la température pendant l'action de la dionine.

Expérience XXXIII. — Chien noir de 25 kilogrammes. A 9 h. 42, on lui injecte 12 centimètres cubes d'une solution de dionine à 2 pour 100. Deux minutes après, érection. A 9 h. 45, il se couche et reste ainsi sans bouger, les yeux ouverts, la tête appuyée par terre, dans l'attitude du chien qui veut dormir. A 9 h. 57, la salivation commence, la respiration est accélérée; l'animal réagit à toute excitation, il se défend des mouches qui l'agacent. A 10 h. 23, le chien se relève, défécations successives, diarrhéiques et volontaires. Il se tient sur ses pattes, immobile, l'air hébété, la queue entre les jambes, l'œil mort; il bave abondamment. Puis, il présente de la faiblesse du train postérieur, il s'asseoit sur son derrière; on doit tirer fortement sur la chaîne pour le forcer à se lever. A 11 heures, l'animal semble un peu plus inquiet, il vomit, et de suite après paraît soulagé; il reste toujours couché. A midi et demi, son attitude est à peu près normale.

Au moment de l'injection, la température = 39°1.

Nous notons ensuite :

10 h. 10,	tempér.	38°	2 heures,	tempér.	38°8
10 h. 40,	—	37°8	2 h. 30,	—	38°6
11 h. 10,	—	37°9	3 heures,	—	38°5
11 h. 40,	—	37°8	4 h. 10,	—	38°8
12 h. 50,	—	38°2	4 h. 45,	—	38°7
1 h. 25,	—	38°3	5 h. 15,	—	38°9

Expérience XXXIV. — Chien mouton de 19 kilogrammes. On lui fait une injection hypodermique de 9 cc. 5 d'une solution de dionine à 2 pour 100. L'injection est un peu douloureuse. De suite après, l'animal commence à se lécher, à se gratter le museau; il reste assis dans une position très naturelle. A 9 h. 55, il se couche, pousse quelques gémissements; la respiration est dyspnéique. Erection, puis défécation. A 10 h. 15, vomissements; seconde défécation, celle-ci diarrhéique. La salivation est abondante; l'animal répond à la voix, mais il est somnolent. Il ne présente plus rien de particulier. A midi, il tend à se rétablir.

Au moment de l'injection, nous avons pris sa température et nous avons noté : T. = 38°9.

10 h. 10,	tempér.	38°2	2 heures.	tempér.	38°4
10 h. 40,	—	37°8	2 h. 30,	—	38°2
11 h. 10,	—	37°7	3 heures,	—	38°5
11 h. 40,	—	37°7	3 h. 35,	—	38°7
12 h. 50,	—	37°8	4 h. 15,	—	38°6
1 h. 25,	—	38°1	5 h. 15,	—	38°7

En résumé, la dionine détermine, ce n'est pas douteux, une baisse passagère et *très modérée* de la température ; une demi-heure après, le phénomène est indiqué, mais il paraît avoir atteint son maximum une heure et demie après l'injection, car à partir de ce moment la température remonte, pour atteindre ou même dépasser assez rapidement le niveau primitif.

D. — **Modifications des sécrétions et des fonctions digestives par la dionine.**

Nous ne nous sommes pas arrêté longuement à l'étude de ces modifications ; pourtant, parmi celles-ci, il en est deux qu'il nous semble important de signaler d'une manière plus précise. Ce sont celles sur la sécrétion salivaire, et sur les fonctions digestives.

Que le médicament soit injecté à dose modérée ou à dose forte, son action s'accompagne toujours d'hypersecrétion salivaire. Nous l'avons observée régulièrement chez le chien et le lapin, aussi bien que chez le cheval et le chat. Quelquefois, si la dose est élevée, cette salivation apparaît avec exagération, et rend la bouche écumeuse.

Du côté du tube digestif, une des premières manifestations, qui annonce souvent l'absorption du chlorhydrate d'éthylmorphine, c'est l'expulsion d'une ou plusieurs selles. Ces défécations, dues au réveil du péristaltisme intestinal, ne sont pas absolument constantes; elles manquent rarement chez le chien. Nous ne les avons pas observées chez le chat. La production de selles, parfois plus ou moins diarrhéiques, semble prouver qu'il y a excitation des glandes intestinales.

Cette action excitante des mouvements intestinaux, produite par la dionine et observée chez le chien, explique pourquoi la plupart des cliniciens qui l'ont expérimentée sur l'homme n'ont presque jamais signalé de constipation. Avec la dionine, il n'y a pas d'intolérance gastrique; la constipation, complication si souvent observée après l'administration de la morphine, est très rare. Seul P. Heim l'a signalée chez quelques-uns de ses malades, mais c'était lorsqu'il employait la dionine à des doses journalières élevées. Il dit d'ailleurs : « Il va de soi que cette action collatérale peut dans certaines circonstances être utilisée, surtout lorsqu'il s'agit de combattre la diarrhée douloureuse et de diminuer l'excitation à la toux chez les phtisiques à tuberculose intestinale.»

CHAPITRE V

ACTION DE LA DIONINE SUR LES CENTRES NERVEUX

Lorsque nous avons décrit les effets de la dionine chez le chien, nous avons vu cette substance produire, à doses faibles, un état d'assoupissement avec besoin de dormir, qui était en somme assez léger et ne plongeait pas les animaux dans un état de narcose profonde.

En augmentant les doses, nous voyons cet état de dépression devenir plus grand; il s'accompagne quelquefois d'un sommeil léger, ne présentant jamais un caractère lourd, comme celui qu'offre si souvent la morphine. En même temps, s'exagèrent l'impotence motrice, la faiblesse du train postérieur, sans que jamais il y ait réellement parésie, donnant au sujet l'attitude hyénoïde.

Nous pouvons conclure de cela que, chez le chien, la dionine à dose modérée ne produit aucune action hypnotique profonde.

Si on injecte des doses un peu fortes, le calme primitif est profondément troublé et des accidents convulsifs apparaissent rapidement; la dionine produit alors des secousses, des tremblements réflexes, des mouvements cloniques, et aboutit à la convulsion tétanique, par suite de l'exagération de son action sur les centres bulbo-médullaires.

Il nous a paru intéressant de rechercher l'origine de ces actions, et notamment de déterminer la part prise par le bulbe ou la moelle dans la production des accidents convulsifs.

Expériences sur le pigeon.

EXPÉRIENCE XXXV. — Pigeon de 315 grammes. 10 h. 15, injection hypodermique de 4 centigrammes de dionine, 10 h. 22, l'animal est manifestement excité ; il dresse la tête, s'inquiète, titube ; il présente toutes les allures d'un animal au début d'une ivresse provoquée par une petite dose d'alcool. Il marche les ailes écartées, perdant l'équilibre, tombe en avant, tombe en arrière. Il ressemble beaucoup aux pigeons sans cervelet.

1 h. 29, il est incapable de se tenir sur ses pattes, et se couche sur le flanc. Il présente quelques mouvements convulsifs très légers.

10 h. 34, accès convulsifs ; il s'agite constamment.

10 h. 43, il tombe sur le dos et meurt.

EXPÉRIENCE XXXVI. — Pigeon sans cervelet. A 3 h. 2, injection hypodermique de 1 centigramme de dionine. Cette injection n'a pas produit d'effets bien appréciables.

7 h. 1/2, nouvelle injection de 6 centigrammes.

Le pigeon n'a rien présenté de spécial pendant les vingt premières minutes ; il était tonjours titubant quand il se déplacait, et paraissait seulement un peu plus excitable. Après une période d'agitation, il a pris une crise convulsive ; cette crise est survenue environ quarante minutes après l'injection. L'état de convulsion a duré dix à douze minutes, après quoi l'animal est mort dans un spasme.

Il n'y a pas de différence dans les effets et les accidents convulsifs de la dionine permettant d'arriver à une conclusion sur la part que pourrait prendre directement le cervelet dans la production de l'accès.

Expérience XXXVII. — Pigeon normal de 280 grammes.

10 h. 32, on lui fait une injection hypodermique de 2 centigrammes de dionine.

10 h. 37, l'animal est excité, il se dresse sur ses pattes, titube en marchant.

10 h. 40, l'excitation continue avec agitation; même démarche titubante. Le pigeon tombe sur le côté, pour se relever ensuite ; il remue continuellement.

11 h. 11, il ne peut plus se tenir sur ses pattes, il se couche sur le flanc.

11 h. 19, tremblements; il se redresse sur ses pattes.

11 h. 22, il s'affaise de nouveau et reste quelques instants immobile.

11 h. 40, la phase d'excitation a disparu ; l'animal reste toujours gêné dans les mouvements.

12 h. 12, phase d'excitation de retour. Il se met debout sur ses pattes, se tient parfaitement dans cette position. Il cherche à s'envoler.

Le pigeon s'est complètement rétabli.

Expérience XXXVIII. — L'expérience suivante porte sur trois pigeons sans cerveau.

Au premier on injecte un demi-centigramme, au deuxième 1 centigramme, au troisième 2 centigrammes de dionine.

Sauf une très légère excitation chez le pigeon qui a reçu

2 centigrammes, cette injection n'a rien présenté de notable.

A deux de ces pigeons, j'injecte de nouveau 10 centigrammes; après une phase d'excitation très courte, pendant laquelle les animaux sortaient de leur torpeur, des accès convulsifs violents sont survenus et ont tué les deux pigeons.

Au troisième, on a injecté seulement 5 centigrammes. Cette injection a produit une sorte de stimulation, d'autant plus facile à observer que l'animal avait primitivement le facies de l'acérébré. Après l'injection de dionine, il n'avait plus la même immobilité; il dressait la tête, la tournait dans tous les sens avec des mouvements vifs, il piétinait parfois sur place. Cet état de surexcitabilité a duré à peu près une heure. Peu de temps après, l'animal revenait à son état primitif.

Les influences excitantes directes de la dionine sur les centres bulbo-médullaires ressortent nettement de cette expérience ; en l'absence des centres cérébraux, le médicament a produit des actions stimulantes, dont les effets apparents, faciles à noter, ne laissent pas le moindre doute sur la part prise par le bulbe et la moelle.

Expériences sur la grenouille.

Expérience XXXIX. — A une grenouille, nous faisons une injection d'un tiers de centimètre cube d'une solution de dionine à 2 pour 100.

Nous constatons que l'animal présente de la paresse dans ses mouvements; quand il a sauté, ses membres restent étendus et sont ramenés difficilement en flexion. Torpeur complète, presque sans spasmes. Mort et rigidité cadavérique rapide, en moins de deux heures après l'injection.

Des résultats semblables sont obtenus sur une autre grenouille, en injectant deux tiers de centimètre cube de la même solution.

Expérience XL. — A une grenouille, nous injectons sous la peau 1 centimètre cube d'une solution de dionine à 2 pour 100. On observe les mêmes phénomènes que dans l'expérience précédente : paresse des mouvements, torpeur. On constate de plus des spasmes convulsifs; dès qu'on touche ou qu'on pince la grenouille, on provoque des mouvements d'extension dans les membres.

Mêmes résultats en injectant à une autre grenouille 1 cc. 1/3.

Expérience XLI. — A une grenouille, nous injectons 1 cc. 5 d'une solution de dionine à 1/20. On remarque que les mouvements sont moins faciles ; torpeur, effets convulsifs très nets.

La section de la tête n'a pas fait disparaître ces spasmes.

Expérience XLII. — Trois grenouilles dont on a enlevé le cerveau par ouverture du crâne. A chacune on injecte 2 centimètres cubes de la solution à 1 pour 20. Le début des accidents se manifeste par de la lenteur dans les mouvements, de la dépression ; puis des spasmes violents se sont montrés ; malgre l'absence de cerveau, ils ont persisté une dizaine de minutes. Chaque contact provoquait un accès.

Les spasmes se sont progressivement affaiblis, et les grenouilles sont restées inertes, les pattes en extension.

Expérience XLIII. — Quatre grenouilles reçoivent 2 centimètres cubes de la solution de dionine à 1 pour 20. Les mouvements deviennent paresseux ; quand on excite l'animal, il saute pour fuir, mais avec mollesse. Les membres restent allongés en arrière, ils ne sont ramenés que lentement en flexion. Finalement, les animaux tombent dans une sorte d'immobilité, pendant laquelle surviennent des accidents convulsifs, qui se montrent à des intervalles irréguliers, successivement sur chaque animal. On constate, en pleine crise, que la section de la tête ne fait pas disparaître les convulsions.

Nos expériences sur la grenouille complètent celle que nous avons faites chez le pigeon ; elles nous apprennent, de plus, que les convulsions déterminées par la dionine, chez les grenouilles, peuvent être d'origine médullaire, comme celles de la morphine.

D'après les recherches que nous venons de faire sur les pigeons et les grenouilles, il résulte que la dionine exerce son action sur les centres bulbo-médullaires. En est-il de même chez les mammifères ? C'était là un problème intéressant à résoudre. Pour cela, nous avons fait l'expérience suivante :

Expérience XLIV. — Un lapin étant fixé sur la table, on lui dénude la moelle sur un court trajet, dans la région cervicale; puis on pratique la trachéotomie et on place la canule pour la respiration artificielle.

11 h. 5, on injecte sous la peau 9 centimètres cubes d'une solution de dionine à 2 pour 100.

De suite après, on sectionne la moelle au-dessus du bulbe et le soufflet est mis en mouvement. Dans les premiers instants qui suivent l'opération, l'animal reste immobile ; le réflexe cornéen est conservé.

11 h. 17, l'animal prend une crise convulsive généralisée, avec mouvements cloniques.

11 h. 20, mort dans un spasme.

A l'autopsie, on constate que la section de la moelle a été faite en arrière du bulbe.

Par cette expérience, la question est tranchée : chez le lapin, la dionine, au moins dans les dernières phases de l'intoxication, détermine bien des accidents convulsifs généralisés, même après la séparation complète de la moelle d'avec le centre bulbo-protubérantiel. Ce résultat confirme les électivités médullaires qu'elle possède, et que nous lui reconnaissons, à un degré plus prononcé que la morphine.

CHAPITRE VI

ÉTUDE EXPÉRIMENTALE DES EFFETS LOCAUX PRODUITS PAR LA DIONINE EN CONTACT DIRECT AVEC L'ŒIL

Wolfberg, le premier, signale une action particulière produite par la dionine en application dans l'œil. Instillant quelques gouttes d'une solution de 1 à 2 pour 100 dans le cul-de-sac conjonctival d'un lapin, il remarqua qu'une anesthésie profonde de la cornée se produisait, qui durait plusieurs heures.

Nous avons voulu constater cette action particulière de la dionine chez le chien et le lapin ; voici quelques-unes de nos expériences :

Expérience XLV. — Chien noir. — On verse VI gouttes d'une solution concentrée dans l'œil gauche. Après trente secondes, on voit apparaître une congestion intense. Deux ou trois minutes après, survient de l'œdème très marqué, qui va en s'exagérant progressivement, formant un véritable bourrelet, qui entoure la cornée. Pendant que s'accuse cet œdème, la congestion ne s'exagère pas, et paraît au contraire s'atténuer ; le bourrelet œdématié est plutôt pâle. Il a une apparence vitreuse, transparente. On dirait que des couches superficielles de la muqueuse se sont détachées à la façon de la membrane d'une cloque de vésicatoire, mais sans inflammation. Insensibilité de la cornée. La pupille est rétrécie. L'œil est gonflé; les paupières font saillie.

Expérience XLVI.— Chien blanc. — On verse dans l'œil droit quelques gouttes d'une solution concentrée. Au bout d'une minute, l'œdème local avec congestion apparaît, et les phénomènes se succèdent comme chez le chien de l'expérience précédente.

6 heures du soir, l'œdème a presque disparu ; il reste cependant toujours un peu de congestion.

Le lendemain, à 7 heures du matin, quelques traces de congestion ; l'œdème et le gonflement ont disparu.

Expérience XLVII. — On verse III gouttes d'une solution à 1/10 dans l'œil gauche. Après une minute, apparaît la congestion, avec vaso-dilatation locale. Au bout de six à huit minutes, il se produit un véritable œdème de la conjonctive.

Trois heures plus tard, ces différents phénomènes ont disparu.

Expérience XLVIII. — En même temps qu'on prend un tracé sur un chien, on lui verse dans l'œil gauche III gouttes d'une solution de dionine à 1 pour 20. Au bout de quelques minutes, œdème très marqué de la conjonctive. La cornée est insensible; insensibilité des parties œdématiées.

Expérience XLIX. — Petit chien. — 9 h. 43, on verse IV gouttes d'une solution de dionine à 1/10 dans l'œil droit. Moins d'une minute après, la congestion apparaît.

9 h. 48, apparition du chémosis à l'angle externe de l'œil.

9 h. 49, la partie supérieure de la conjonctive commence à se prendre; le chémosis augmente de plus en plus dans l'angle externe.

9 h. 50, l'angle interne est pris ; le bourrelet est complètement formé, toujours plus accentué dans l'angle externe ; l'œdème est très transparent. La pupille est rétrécie.

11 heures, la congestion a disparu; le chémosis diminue.

Expérience L. — Lapin. — A 2 h. 1/2, on verse une pincée de poudre de dionine dans l'œil gauche et une goutte d'eau pour délayer. Après quelques instants, on voit se produire un œdème local assez marqué, mais il n'y a pas de congestiou.

4 h. 1/2, on constate, en même temps que de la congestion, la présence d'une sorte d'exsudat membraneux, blanchâtre sur la cornée. On recueille cette membrane, on la porte sous le microscope et on y reconnaît nettement une immense quantité de leucocytes.

6 heures du soir, l'œdème s'est atténué; il reste toujours un peu de congestion; la cornée est un peu trouble.

Le lendemain, il reste encore un peu de congestion, mais il n'y a plus de trace d'œdème, ni de gonflement. La cornée paraît un peu trouble.

Expérience LI.— Lapin.— On lui fait dans l'œil une instillation de III gouttes d'une solution de dionine à 1 pour 10. Il n'y a pas de congestion immédiate; treize minutes après commence à se produire un petit chémosis dans l'angle externe de l'œil. On ajoute alors un peu de dionine en nature. Cinq minutes après cette nouvelle application, la congestion se produit; la pupille est rétrécie, le chémosis s'accentue et s'étend à la partie supérieure de la conjonctive. La congestion est cependant beaucoup moins nette que chez le chien.

Chémosis, congestion et insensibilité de la conjonctive, insensibilité de la cornée, tels sont les principaux effets que nous avons observés après application de la dionine. Ce sont eux qui ont été le point de départ des essais cliniques faits en thérapeutique oculaire.

CHAPITRE VII

DE LA DIONINE EN THÉRAPEUTIQUE OCULAIRE

En exposant l'historique de la dionine, en même temps que nous avons fait connaître les principaux auteurs qui ont expérimenté ce médicament, nous avons passé en revue ses principales indications. Parmi celles-ci, il en est qu'il nous a paru intéressant d'étudier spécialement, surtout après les importantes communications de Wolfberg en Allemagne, de Darier en France : celles en thérapeutique oculaire.

Nous avons vu les effets locaux produits par ce dérivé de la morphine, sur la conjonctive et sur la cornée des animaux. Wolfberg ayant constaté une action anesthésiante sur la cornée, songea à utiliser cette action pour ses malades. Il employa la dionine et observa des phénomènes particuliers. Voici la description qu'il en donne dans une de ses communications :

« Si l'on porte dans le sac conjonctival d'un malade un peu de dionine en poudre de la grosseur d'un grain de millet, elle se dissout aussitôt ; il se produit un léger larmoiement avec une faible sensation de chaleur, en même temps qu'une injection à fin réseau de toute la conjonctive oculo-palpébrale.

« La cornée prend un aspect de miroir, elle est plus ou moins anesthésiée. Ces phénomènes ne sont que le prélude d'une ophtalmie plus ou moins intense, en apparence même grave.

« Cette ophtalmie, qui peut manquer quelquefois, évolue de la manière suivante : la conjonctive se congestionne ; à cette hyperhémie se joignent le ramollissement et la tuméfaction de la couche épithéliale de la conjonctive palpébrale au niveau du cartilage tarse. Sur la conjonctive bulbaire se trouve un fin réseau lymphatique, qui produit un miroitement particulier. Le bord tranchant du pli semi-lunaire est légèrement tuméfié ; il en est de même des paupières, dont le bord libre est arrondi et très proéminent.

« En même temps, sur la face externe des paupières, supérieure et inférieure, sur les tempes et sur la racine du nez, on voit apparaître quelques veines cutanées très sinueuses.

« Peu de temps après, la conjonctive, tout d'abord rouge, puis d'un blanc vitreux, se soulève, formant autour de la cornée comme un rempart. Les paupières sont pâles, œdématiées, de telle sorte que l'œil ne peut être ouvert qu'avec peine. Dans des cas rares, il y a un gonflement léger des ganglions préauriculaires. La pupille est un peu rétrécie, et quelquefois il y a un faible abaissement de la tension intra-bulbaire. »

Tels sont, d'après Wolfberg, les principaux effets de l'action dioninienne ; la deuxième partie de cette description nous semble quelque peu dramatique. S'il en était ainsi, on comprendrait l'appréhension que cause à M. Neuschuler (dernier Congrès international de médecine) l'emploi d'un médicament dont l'application « produit un chemosis si considérable que la cornée apparaît comme dans le fond d'un cratère ».

Pour notre part, jamais nous n'avons eu l'occasion d'observer des symptômes aussi alarmants. Dans les cas où nous avons utilisé la dionine, nous avons bien observé souvent un chémosis, mais jamais très prononcé ; quelquefois un peu de gêne dans la paupière, une sensation de brûlure, de démangeaison, de picotement durant plus ou moins longtemps, mais tout cela sans gravité aucune. D'ailleurs, malgré les effets d'apparence fâcheuse qu'il décrit, Wolfberg n'a pas hésité à faire usage de la dionine chez quelques-uns de ses malades. Voici les conclusions de ses essais :

1° L'action particulière de la dionine sur l'œil explique l'utilité de ce médicament dans le traitement des affections cornéennes et surtout de celles qui ne sont pas consécutives à une lésion conjonctivale ;

2° La dionine est à recommander dans le traitement des plaies oculaires, traumatiques ou opératoires ;

3° Son emploi est d'un grand secours dans le traitement de la cataracte.

En France, M. Darier a fait des recherches très intéressantes sur les propriétés de ce dérivé éthylique de la morphine. Il a été frappé de ses effets analgésiques, à *action profonde* et de longue durée, effets que l'auteur allemand avait signalés, sans y insister beaucoup.

Jusqu'à ce jour, lorsque le chirurgien voulait calmer une douleur superficielle, provenant d'une inflammation ou provoquée par un corps étranger de la conjonctive ou de la cornée, il avait recours à la cocaïne ou à quelques-uns de ses succédanés, la tropacocaïne, l'eucaïne.

La durée de l'insensibilité ainsi produite est très courte et l'on doit fréquemment répéter l'application du médicament, ce qui n'est peut-être pas sans inconvénient, puisque l'administration prolongée de cocaïne exerce, pour certains auteurs, une action fâcheuse sur la néoformation de l'épithélium cornéen, et entraîne le desséchement et comme une éraflure de la cornée.

On pourrait encore utiliser les propriétés analgésiantes de l'orthoforme.

Mais il est des affections oculaires profondes et très douloureuses sur lesquelles, jusqu'à ce jour, tous les anesthésiques locaux sont restés sans effets ; l'atropine et l'ésérine même, combinées à la cocaïne, ne donnent absolument aucun résultat. On s'adresse alors à la thérapeutique générale, c'est-à-dire aux narcotiques et aux analgésiques agissant sur le système nerveux central : l'antipyrine, la phénacétine, la quinine, surtout la morphine.

Mais tous ces analgésiques généraux restent parfois sans action ; leur emploi répété n'est pas d'ailleurs sans inconvénient ; nous ne voulons pas insister sur le danger qui accompagne les injections de morphine, la morphinomanie.

Il était donc utile d'avoir un analgésique oculaire, doué d'un pouvoir insensibilisateur profond et de longue durée. Les recherches de M. Darier font espérer que, grâce à la dionine, une voie nouvelle est ouverte à la thérapeutique oculaire. La dionine, en effet, est non seulement un analgésique puissant, mais encore son action thérapeutique présente un caractère tout spécial : elle active la circulation lymphatique, accélère la résorption et la résolution des exsudats pupillaires, en même temps qu'elle facilite la mydriase. Ces actions, nous avons pu les constater dans les diverses applications cliniques que nous avons faites dans le service de M. le professeur Gayet.

OBSERVATION I

Jeanne B..., soixante-quinze ans. Entrée à la clinique le 5 septembre 1900, pour un zona ophtalmique de l'œil gauche. Il y a trois semaines que la maladie a débuté par des douleurs lancinantes, siégeant dans le territoire de l'ophtalmique. Ces douleurs très vives s'étendent dans l'œil gauche, qui se trouble presque aussitôt.

Lorsque la malade entre à la clinique, on observe une éruption qui est assez étendue, nettement limitée, occupant le front sur un seul côté, montant un peu dans le cuir chevelu et descendant sur l'aile gauche du nez. La cornée est infiltrée, en même temps qu'elle présente une insensibilité très marquée. Le globe oculaire est très sensible à la pression.

La malade accuse de très fortes souffrances ; pour les calmer, on applique des cataplasmes arrosés d'huile de morphine. Les douleurs continuent toujours et empêchent le sommeil.

17 septembre. — IV gouttes d'une solution de dionine à 2 pour 100 ; les douleurs sont calmées, mais non encore complètement disparues. Le lendemain et jours suivants, on fait une instillation le matin et une le soir. Après cinq jours, le traitement est interrompu.

27 septembre. — La malade quittait l'hôpital ne souffrant presque plus, mais conservant sur le front quelques cicatrices de l'éruption.

OBSERVATION II

R... Hortense, quarante-quatre ans, se présente à la consultation gratuite, le 14 septembre 1900, pour un ulcère inflammatoire de la cornée (œil gauche).

Depuis quinze jours, la malade ressent dans l'œil gauche de très fortes douleurs intra et péri-orbitaires, accompagnées de larmoiement et de photophobie. Vers la périphérie de la cornée, on observe une infiltration, qui se montre au-dessous de la couche épithéliale.

Pour calmer les douleurs, instillation de IV gouttes d'une solution de dionine à 2 pour 100. Le chémosis ne tarde pas à se produire, la malade ressent dans l'œil comme un picotement, un tiraillement, qui dure pendant dix minutes. L'œdème a complètement disparu après trois quarts d'heure. Nous avons observé que pendant la durée de cet œdème, la cornée était plus brillante et les parties œdématiées de la conjonctive semblaient insensibles.

Quelque temps après l'application du médicament, les douleurs produites par l'ulcère se sont atténuées. Le lendemain et jours suivants, nouvelles instillations de dionine, une chaque jour, et, le 18 septembre, les douleurs ayant complètement disparu, on suspend la dionine, et on ordonne des instillations d'atropine. La malade ne s'est plus représentée à la visite.

OBSERVATION III

François B..., quarante-neuf ans, entré à la clinique pour un ancien abcès de la cornée (œil droit).

La maladie a débuté depuis deux mois ; à cette époque, perte de la vue de l'œil droit. Le 13 septembre, lorsque le malade se présente, on observe une cornée blanche, opaque, un point rouge où la cornée a disparu. Autour de la cornée, cercle péri-kératique accentué, avec dilatations vasculaires de la conjonctive. Leucome central très étendu, au centre duquel se trouve un tissu assez vascularisé, formant comme un bouton transparent un peu aplati, cerclé de rouge. La chambre antérieure est très diminuée ; la tension intra-oculaire est forte. Douleurs intra et péri-orbitaires, avec irradiations dans la moitié droite du crâne ; ces douleurs sont presques continues, avec exacerbations nocturnes. Elles empêchent le malade de dormir.

Instillation de III gouttes de dionine à 2 pour 100 ; presque aussitôt après, les douleurs disparaissent, pour reparaître à 3 heures de l'après-midi ; elles durent alors à peu près quarante minutes, puis elles cessent.

Le soir, nouvelle instillation ; la nuit est bonne, le malade peut dormir. Il y a bien quelques douleurs, mais elles sont passagères et très atténuées.

Dans la journée du 14, le malade ne souffre pas, il dort bien. Le 15, les douleurs commencent à reparaître ; après une instillation de dionine, elles sont calmées et disparaissent à peu près complètement. Le 17, plus de souffrance. On cesse la dionine.

OBSERVATION IV

G... C., soixante-quinze ans. Entrée à la clinique ophtalmologique, le 21 septembre, pour une attaque de glaucome aigu de l'œil droit. Depuis le 1er janvier 1900, l'œil gauche est atteint d'un glaucome absolu, qui lui a fait perdre la vision.

La malade souffre depuis deux mois de douleurs intra et péri-orbitaires, soit la nuit, soit le jour, mais la vue n'a pas diminué. Il y a trois jours, quatre heures après son repas, elle est prise de vomissements, elle ressent dans l'œil droit des douleurs intenses, s'irradiant dans la sphère du trijumeau. L'œil devient rouge; la vue, bonne jusqu'alors, disparaît presque subitement ; la malade voit comme un brouillard. A son entrée à l'hôpital, le 21 septembre, elle ne peut plus distinguer les doigts ; il y a tension intra-oculaire, on observe un chémosis, la chambre antérieure est diminuée, la pupille dilatée sous l'influence de l'atropine, mise la veille et l'avant-veille. M. Aurand pratique une iridectomie en haut. L'opération est normale, la tension diminue peu à peu mais, quelques jours après, la malade accuse de nouvelles douleurs.

3 octobre. — Elle ne perçoit toujours qu'un brouillard et comme elle souffre beaucoup, on lui instille de la dionine à 2 pour 100. Chémosis insignifiant, sensation passagère de brûlure. Les douleurs sont calmées et la malade peut dormir. Ces instillations sont continuées les jours suivants en même temps que l'on met de l'atropine.

8 octobre. — La malade commence à distinguer les doigts. Elle ne souffre presque plus. On suspend la dionine, et comme l'état de la malade reste stationnaire, elle part le

14 octobre, accusant seulement quelques petites douleurs passagères et très supportables.

OBSERVATION V

B..., Jean-Paul, quarante et un ans, garde. Entré à la clinique ophtalmologique le 4 octobre 1900, pour un corps métallique reçu dans l'œil droit.

28 septembre. — Le malade a reçu un éclat de fer dans l'œil droit en frappant avec un marteau sur un cercle de tonneau ; il souffre beaucoup de son œil ; depuis le traumatisme, la vue baisse rapidement.

4 octobre. — Lorsque le malade se présente à la visite, on voit sur la cornée la trace linéaire d'une blessure, suivant une ligne horizontale de 3 millimètres. La chambre antérieure est pleine de pus ; la pupille est petite, irrégulière. La vue est trouble. Après une incision de 5 millimètres au niveau du limbe cornéen, le corps étranger est extrait à l'aide de l'électro-aimant de Haab. On réussit à evacuer l'hypopion, qui apparaît sous forme d'une large fausse membrane. Aussitôt la chambre antérieure s'éclaircit et la pupille apparaît très noire.

5 octobre. — Comme un léger trouble de la chambre antérieure persiste encore, on fait une injection de sublimé.

6 octobre. — La chambre antérieure est plus claire ; il y a un chémosis très accentué. Quelques jours après, le malade commence à souffrir de douleurs profondes et péri-orbitaires dans la moitié droite de la tête et surtout au-dessus de l'arcade sourciliaire. Ces douleurs sont très fortes et empêchent le malade de dormir. Elles ne cèdent pas sous l'influence de l'antipyrine.

15 octobre. — Instillation de III gouttes d'une solution de

dionine à 2 pour 100. Pendant un quart d'heure, le malade accuse une sensation de brûlure, léger chémosis; quelques minutes après, les douleurs se calment jusqu'au milieu de la nuit; à ce moment, elles commencent à reparaître, mais moins fortes que les jours précédents. La nuit n'est pas très bonne.

16 octobre. — Le matin et le soir, instillation de III gouttes de dionine à 2 pour 100; c'est à peine si le malade accuse la sensation de brûlure éprouvée la veille,

Les douleurs disparaissent presque totalement; seulement, de 11 heures du soir à minuit, accès douloureux.

On continue la dionine; le lendemain les douleurs n'ont plus reparu. Il n'y a plus de trouble dans la chambre antérieure; le 20, le malade quitte l'hôpital, ne souffrant plus.

OBSERVATION VI

E. B..., soixante-quinze ans. Entré à la clinique ophtalmologique le 17 octobre 1900. Cataracte de l'œil gauche avec irido-choroïdite.

La vue baisse depuis dix-huit mois, mais le malade distingue encore les doigts; la cataracte n'est pas encore mûre. Ce n'est pas, d'ailleurs, pour cela qu'il vient se faire soigner. Depuis six semaines, il accuse de fortes souffrances dans son œil gauche et dans la sphère du trijumeau; ces souffrances le prennent par accès le soir, vers les 4 heures; parfois elles se prolongent pendant la nuit et sont une cause d'insomnie. Elles s'accompagnent de larmoiement.

Le globe oculaire est dur, la cornée est dépolie: il y a un cercle périkératique. La chambre antérieure est trouble, la pupille ne se dilate pas. On met de l'atropine et l'on obtient une faible dilatation pupillaire.

18 octobre. — A 11 heures du matin, on instille III gouttes d'une solution de dionine à 2 pour 100. Léger chémosis, sensation passagère de graviers. Les douleurs sont calmées, le malade n'a pas son accès dans l'après-midi. La nuit, cependant, les douleurs reparaissent, mais bien atténuées.

Le lendemain et le surlendemain, deux instillations de dionine par jour, une à 11 heures du matin, l'autre à 5 heures de l'après-midi. (Les applications ne sont pas accompagnées de chémosis.) Les douleurs ont disparu. La pupille se dilate.

22 octobre. — Le malade ne souffre plus. L'iris est sale, il y a toujours un léger dépoli de la cornée. Le trouble de la chambre antérieure a disparu. On cesse la dionine.

OBSERVATION VII

M. L..., trente-cinq ans. Kératite tuberculeuse de l'œil gauche. Il y a deux mois que la malade souffre de son œil gauche. Dans son enfance, à la suite d'une maladie, une toute petite tache avait fait apparition sur la cornée. Depuis deux mois la tache s'est agrandie, l'œil est rouge. Sur le cou et à droite traces d'adénites cervicales tuberculeuses.

La pression sur le globe de l'œil est un peu douloureuse. Il y a un strabisme externe de l'œil gauche.

Sur toute la cornée sont disséminées des petites pustules ; la cornée est entourée d'une auréole. Faisceau vasculaire gagnant la tache, dépôt au niveau duquel le bord cornéen est érodé.

Sur la sclérotique, à 4 ou 5 millimètres du limbe cornéen, en dehors, on constate trois à quatre petites nodosités arrondies, de la grosseur d'une tête d'épingle et recouvertes par la conjonctive qui est mobile à leur niveau. Il y a un peu d'injection épisclérale. La vue est nulle. La malade accuse de profondes douleurs intra et péri-orbitaires.

15 septembre. — La malade souffrait beaucoup. On lui instille III gouttes d'une solution de dionine à 5 pour 100. Un résultat satisfaisant semble se produire aussitôt; les douleurs sont calmées. La nuit est bonne, la malade peut dormir. Le lendemain, nouvelle instillation. Les douleurs semblent devenir plus rares. Les jours suivants on continue les instillations, mais il semble y avoir une accoutumance au médicament, et la malade, soulagée les premiers jours, commence à ressentir des douleurs. On administre toujours de la dionine, mais tantôt les douleurs sont calmées, tantôt elles subsistent.

25 septembre. — M. Gayet pratique une iridectomie à la partie supérieure et en dedans.

OBSERVATION VIII

(Due à l'obligeance du Dr Charles Aribaud.)

M. G..., trente-cinq ans. Pas d'antécédents héréditaires. Elle a eu une fièvre typhoïde à vingt ans. Elle est rhumatisante et névropathe. Il y a un an, la malade a eu une première attaque d'iritis rhumatismale à gauche, soignée par des instillations d'atropine et du salicylate de soude (douleurs et bourdonnements d'oreilles).

Au mois de mai 1900, seconde poussée plus violente, soignée comme la précédente et évoluant en une dizaine de jours. Après la guérison, on trouve des exsudats sur le champ pupillaire.

Au mois d'août dernier, troisième attaque d'iritis très violente; douleurs de tête intolérables. L'œil devient très douloureux ; la pression au niveau de la zone ciliaire réveille de fortes souffrances, qui s'étendent à la région périorbitaire.

La conjonctive est très hyperémiée : un cercle ciliaire apparaît nettement.

La douleur résiste à l'atropine, qui ne dilate pas la pupille, malgré des instillations fréquentes, lesquelles occasionnent de la sécheresse de la gorge. Le salicylate de soude et l'antipyrine sont sans résultat. La morphine, en injection hypodermique, n'amène que quelques instants de repos. Seule, une potion, avec laudanum XV gouttes, éther XV gouttes, bromure de K 2 grammes, procure à la malade quelques heures de sommeil.

Au bout de dix jours, on voit apparaître un hyphéma, qui se transforme rapidement en hypopion. On applique des ventouses scarifiées à la tempe.

Les douleurs sont toujours aussi vives.

A ce moment, on instille un collyre à la dionine à 5 pour 100. Aucun résultat sur le moment ; pas de chémosis.

Après douze heures, les douleurs deviennent moins vives, puis s'atténuent de plus en plus.

Le surlendemain, nouvelle instillation de dionine ; les douleurs ont presque complètement disparu, malgré la persistance de l'hypopion. Celui-ci, pourtant, se résorbe peu à peu ; six à sept jours après, il a disparu. La pupille se dilate.

Au mois d'octobre, nouvelle attaque. L'œil devient rouge, douloureux ; le cercle ciliaire reparaît. On instille de la dionine, les douleurs cessent presque aussitôt. L'œil reste rouge une dizaine de jours, mais il n'est pas douloureux ; la malade peut continuer ses occupations. Cette dernière crise a donc évolué en dix jours et sans douleurs appréciables. Pendant la crise, les instillations de dionine étaient faites tous les trois jours, en même temps qu'elles étaient associées à des instillations quotidiennes d'atropine.

OBSERVATION IX

Michel G., soixante-quinze ans. Cataracte de l'œil droit; ptérygion. Le malade a perdu l'œil gauche depuis très longtemps; actuellement, il y a atrophie de cet œil. Depuis plusieurs années, la cataracte de l'œil droit a débuté; voilà un an qu'il n'y voit plus.

3 novembre. — Il est opéré de sa cataracte; l'opération est normale; pansement.

5 novembre. — On enlève le pansement : la chambre antérieure est un peu louche, ainsi que la pupille. Il y a iritis. Injection sous-conjonctivale d'un quart de seringue de sublimé à 1 pour 1000. En même temps on met de l'atropine toutes les deux heures, de la pommade jaune deux fois par jour et des cataplasmes chauds.

10 novembre. — Il y a toujours un léger louche de la chambre antérieure ; la pupille ne s'est pas dilatée. On instille III gouttes de la solution de dionine à 5 pour 100.

Le chémosis est très marqué; sensation de gêne, de démangeaison qui dure quelque temps.

Le lendemain et jours suivants on met de la dionine une fois par jour et l'on suspend les traitements précédents.

15 novembre. — La chambre antérieure s'est éclaircie; il y a encore un léger exsudat pupillaire, mais la pupille n'est pas dilatée. On joint alors à la dionine l'application d'atropine toutes les deux heures.

18 novembre. — Le trouble de la chambre antérieure a disparu; il n'y a plus d'exsudat pupillaire. Le malade distingue très bien les doigts. On cesse la dionine.

OBSERVATION X

Claudine R., soixante-dix-sept ans. Cataracte double; celle de l'œil gauche est plus ancienne que celle de l'œil droit.

3 novembre. — On opère la cataracte de l'œil gauche; après l'ablation du cristallin, on est obligé d'enlever les masses corticales à la curette. Dans la chambre antérieure se trouve un peu de liquide noirâtre coloré par l'uvée. On fait un pansement.

8 novembre. — Épiphora; la malade accuse de la douleur, on défait le pansement. Il y a un peu d'infection. La chambre antérieure est trouble, la pupille également; elle est probablement remplie d'exsudat. L'iris a une teinte verdâtre avec quelques points hémorragiques. En somme, il y a iritis parenchymateuse. On fait une injection sous-conjonctivale de sublimé à 1 pour 1000 (sans alcool); on en injecte un quart de seringue. On met de l'atropine toutes les deux heures pendant la journée.

10 novembre. — La malade souffre moins; la chambre antérieure est toujours trouble, mais un peu moins qu'auparavant. La pupille ne se dilate pas. On fait alors une instillation de III gouttes d'une solution de dionine à 5 pour 100. Chémosis très accentué; sensation de démangeaison pendant toute la journée. Le lendemain, le chémosis persiste encore un peu; on ne met pas de dionine.

Le surlendemain et les jours suivants on fait chaque matin une instillation de III gouttes de dionine.

A chaque application, la malade accuse une sensation de démangeaison, qui dure à peu près une heure. Pendant ce temps, on a suspendu l'atropine.

15 novembre. — La chambre antérieure est devenue claire; l'iris a repris sa couleur. Les petits points hémorragiques visibles sur sa surface ont disparu. La malade peut distinguer les doigts à 30 centimètres. La pupille n'est pas dilatée et contient encore un léger exsudat. On prescrit alors la dionine une fois par jour et l'atropine toutes les deux heures.

18 novembre. — Même état; les douleurs ont disparu. On cesse le traitement et la malade quitte l'hôpital.

Par quel mécanisme s'exerce ici l'action de la dionine ?

C'est là un problème encore difficile à résoudre. Pour l'expliquer, Wolfberg résume ainsi l'ensemble des symptômes qui se produisent après l'application de la dionine :

« En somme, ce qui domine notre tableau clinique c'est l'œdème aqueux des paupières et de la région environnante, le chémosis de la conjonctive bulbaire avec le brillant augmenté de la cornée, l'injection lymphatique du tractus conjonctival, la saillie des veines tuméfiées et sinueuses de la peau des paupières et de la face. »

Pour lui, le chémosis de la conjonctive et le gonflement palpébral donnent à ces symptômes l'allure d'une ophtalmie semblable à l'ophtalmie blennoragique ou jéquirytienne. Mais ce n'est pas une ophtalmie à proprement parler ; c'est plutôt une affection propre, *sui generis*, dans laquelle la stase lymphatique joue un rôle important.

La dionine serait un lymphagogue pour l'œil. Elle agirait en excitant l'endothélium des capillaires conjonctivaux et provoquerait une inondation lymphatique. Cette manière de voir rappelle la théorie de Heidenhain sur la formation de la lymphe, qui peut se résumer ainsi : « La lymphe est le résultat d'une véritable sécrétion, dans laquelle les cellules endothéliales des capillaires jouent un rôle essentiel [1]. »

Pareille action lymphagogue de la dionine nous semble expliquer les modifications qu'elle produit dans les affections des membranes du globe oculaire, et surtout dans celles de la cornée. Dans ces cas, en effet, l'éclat augmenté, la transparence plus grande, produite dans le tissu cornéen par la dionine, paraissent indiquer un

[1] Pour Heidenhain, ce qui prouve que des facteurs d'ordre physique (filtration et osmose) ne président pas seuls à la formation de la lymphe, ce sont les faits suivants :

1° La quantité de lymphe (appréciée par le quantum s'écoulant en l'unité de temps par le canal thoracique) n'est pas parallèle à la pression aortique ; lorsque celle-ci tombe à 0, la lymphopoïèse continue.

Après la compression de la veine cave inférieure, en même temps que l'intestin devient exsangue, la formation de la lymphe est néanmoins augmentée.

2° Certaines substances introduites dans le système circulatoire (extraits de muscles d'écrevisses, de moules, de sangsues, peptones) augmentent la lymphopoïèse sans influencer la pression sanguine, et deviennent inactives dans les cas où les parois vasculaires ont subi une altération à la suite d'une interruption prolongée de la circulation.

3° Le passage de substances facilement diffusibles du sang dans les sucs organiques et dans la lymphe (ainsi du sucre injecté dans les veines) n'est pas d'ordre exclusivement physique, puisque, surtout après la désintercalation rénale, le contenu du sucre de la lymphe peut surpasser celui du sang. — (*Lehrbuch der Physiologie* von L. Hermann, Berlin 1900, p. 212.)

accroissement de vitalité et, par là, déterminer une action thérapeutique favorable.

Mais peut-on, par ce processus lymphatique, expliquer l'analgésie profonde obtenue après l'application du chlorhydrate d'éthylmorphine? Certains auteurs, et parmi ceux-ci M. Darier, semblent se rattacher à la supposition de Wolfberg et admettre avec lui que la stase lymphatique, se manifestant par le chémosis, paraît avoir une grande part dans l'efficacité de ce médicament, considéré comme analgésique.

Cet œdème avec hyperémie de la conjonctive rappelle à M. Dor fils le vésicatoire, dont l'action révulsive peut calmer, pour un temps prolongé, la souffrance occasionnée par le processus morbide.

On pourrait encore le rapprocher de l'œdème artificiel, que Schleich cherche à obtenir dans sa méthode d'anesthésie locale par infiltration, décrite dans la thèse de M. Rondet. Cette méthode est basée sur ce fait que, plusieurs substances injectées sous la peau, à la rigueur eau distillée et chlorure de sodium seuls, peuvent produire l'anesthésie, après cependant une analgésie douloureuse, c'est-à-dire en provoquant une analgésie plus ou moins durable, précédée d'une période de douleur souvent très accentuée, à laquelle fait suite l'hyperémie. On explique bien ainsi l'anesthésie superficielle des parties œdématiées, mais non pas l'analgésie profonde.

D'ailleurs, cette analgésie n'est pas due seulement aux deux facteurs : œdème et congestion. Comment expliquer, en effet, que l'analgésie peut être obtenue, même lorque aucun chémosis, aucun œdème péri-cornéen ne se produisent ? Chez plusieurs de nos malades, nous avons pu voir des douleurs, parfois assez violentes, se calmer sans production d'aucun phénomène d'apparence congestive. Si, parfois, à la première application de dionine, un chémosis, souvent à peine marqué, survenait, aux applications suivantes on n'en voyait aucune trace, et pourtant la douleur disparaissait.

M. Jocqs, avec une solution de 0,50 pour 100 de dionine, a guéri une iritis aiguë douloureuse, empêchant le sommeil, et cela sans avoir observé ni rougeur, ni œdème.

En conséquence, et pour expliquer l'action analgésiante de la dionine, il nous semble rationnel d'admettre que la conjonctive, absorbant le médicament, peut agir ainsi sur l'extrémité des nerfs sensitifs de l'œil. Peut-être le chémosis favorise-t-il ici l'absorption.

Il est encore un fait intéressant à signaler : dans des cas d'iritis douloureuses, avec contraction pupillaire, nous avons vu la dionine, jointe à l'atropine, favoriser la mydriase. Quel est le mécanisme de cette action, qui paraît contredire la tendance qu'a la dionine à faire contracter la pupille ? La myose dioninienne devrait contre-balancer l'action mydriatique de l'atropine.

Or il n'en est rien, et en fait, il ne s'agit probablement là, que d'un phénomène analogue à celui que l'on observe assez souvent en pharmacodynamie, et dans lequel deux antagonistes peuvent, dans certaines conditions, devenir des synergiques, le médicament le plus faible favorisant l'*action contraire* du médicament le plus fort. Peut-être aussi, par suite de l'action analgésiante de la dionine, le réflexe cornéen est-il supprimé, d'où mydriase augmentée. Peut-être aussi la dionine, par son action lymphagogue, favorise-t-elle l'absorption osmotique de l'atropine.

Quel que soit le mode d'action de la dionine, qu'elle soit ou non un lymphagogue, on ne contestera pas qu'elle ait une action tout à fait particulière et bien remarquable. Nous possédons là un analgésique oculaire, doué d'un pouvoir insensibilisateur profond, puissant. Il était intéressant de savoir si l'usage de ce médicament présentait quelques dangers.

De nos recherches sur la détermination de son équivalent toxique, il résulte que sa toxicité est relativement faible et qu'on peut l'employer sans craindre de voir survenir aucun accident.

CHAPITRE VIII

MODES D'EMPLOI DE LA DIONINE

En thérapeutique oculaire, les premières applications de dionine ont été faites, en plaçant ce médicament en poudre directement sur la conjonctive oculaire. Wolfberg et Darier l'employaient ainsi ; ils plaçaient dans le cul-de-sac conjonctival, chez leurs malades, la grosseur d'un grain de millet de dionine. Les effets inflammatoires ne tardaient pas à se produire, parfois alarmants. Il n'est pas nécessaire d'insister sur le dosage très difficile de ce mode d'application et sur les inconvénients qu'il présente. D'ailleurs ces auteurs l'ont presque de suite abandonné et ont eu recours à l'emploi de solutions titrées.

Celles-ci peuvent être utilisées de deux manières : en injection sous-conjonctivale et en collyre. Mais les injections sous-conjonctivales sont douloureuses ; pour ce motif certains malades les refusent, et nous ne croyons pas qu'elles procurent une analgésie plus complète et plus profonde que les instillations ; aussi ce dernier mode d'application nous semble-t-il de beaucoup préférable aux autres.

Le collyre est d'un emploi facile ; les malades peuvent eux-mêmes se l'appliquer. Il a surtout l'avantage de faire connaître la dose exacte du médicament.

Parmi les solutions, on a expérimenté des solutions concentrées et des solutions faibles. Grœfe s'est servi de collyres à 20 pour 100 et 10 pour 100. Ces doses nous semblent un peu fortes ; d'après les essais que nous avons faits, nous pensons que des solutions à 5 pour 100 et même à 2 pour 100 sont suffisantes pour produire des effets analgésiques profonds et durables, et pour amener des modifications dans le tissu des différentes membranes du globe oculaire.

M. Jocqs a pu obtenir de bons résultats thérapeutiques avec une dose bien moins forte, avec une solution à 0,50 p. 100, et cela sans rougeur ni chémosis.

A la dose de 2 pour 100, les effets inflammatoires sont presque insignifiants. Si l'œil est œdématié, si le malade accuse une légère sensation de cuisson, ce sont là des effets qui ne durent que très peu de temps et ne causent aucune inquiétude. Aussi croyons-nous utile de recommander cette solution à 2 pour 100, qui dans nos essais a donné de bons résultats.

Nous l'avons employée en instillations, le plus souvent deux fois par jour. Nous avons ainsi presque toujours obtenu les effets analgésiants recherchés. Nous ne pensons pas qu'il soit nécessaire de pratiquer des instillations jusqu'à production d'un chémosis notable.

La dionine est encore employée en cachets, en pilules, en potions, en solutions pour injections hypodermiques. Ces divers modes d'administration trouvent leur indication, lorsqu'on veut prescrire la dionine comme sédative et hypnotique, à la place de la morphine ou de la codéine. Voici quelques-unes des formules dont la valeur a été éprouvée :

1° Bicarbonate de soude . . . . 5 gr.
Dionine . . . . 0,2 à 0,3
Mêlez, pulvérisez, et divisez en 10 doses égales. Prendre 3 de ces doses par jour.

2° Dionine. . . . . 0,15 à 0,3
Eau distillée . . . . 10 gr,
En injecter une demi-seringue à une entière le soir

3° Dionine. 0,3
Eau distillée . . . . 60 gr.
1 ou 2 cuillères à thé par jour.

4° Dionine. 0,3
Eau distillée . . . . 20 gr.
2 ou 3 fois par jour, XV gouttes dans de l'eau sucrée.

5° Dionine. 0,3
Extrait de poudre de réglisse q. s.
ut f. pil. n° XXX.
3 ou 4 fois par jour une pilule.

6° Dionine. 0,4
Poudre d'ipéca 0,1
Amidon . . . . 4 gr.
Blanc d'œuf q. s. ut f. pil. n° 60.
En prendre de 5 à 10 pilules par jour.

CONCLUSIONS

I. La dionine, qui ne diffère de la morphine que par la substitution du groupement éthyle à l'hydrogène d'un des hydroxyles de cet alcaloïde, a, chez tous les animaux, des actions pharmacodynamiques semblables. Elle est un calmant pour le chien, le lapin et le cobaye, aussi bien que pour le cheval et le chat. Nous savons qu'avec la morphine, ces deux dernières espèces sont toujours excitées et subissent rapidement les actions convulsivantes de ce médicament.

II. En injection hypodermique et à des doses inférieures à 1 centigramme par kilogramme, la dionine est un excellent calmant pour le chien ; le sommeil qu'elle produit n'est pas aussi lourd que celui de la morphine. C'est plutôt un état d'assoupissement qu'un état hypnotique vrai mais aussi le réveil est plus simple. Il est rare de voir persister la somnolence et l'état d'assoupissement qui succèdent à la morphine.

III. L'action de la dionine commence par des défécations, elle est accompagnée de salivation. On n'observe pas l'attitude hyénoïde, particulière à la morphine et à l'héroïne.

IV. La toxicité de la dionine est supérieure à celle de la morphine. Cette toxicité est, par injection veineuse, de 69 milligrammes par kilogramme chez le lapin ; par injection hypodermique, de 12 centigrammes chez le lapin, de 9 centigrammes chez le cobaye.

V. Les actions de la dionine sur le cœur (ralentissement) et la circulation (hypotension) sont à peu près les mêmes que celles produites par la morphine. Il n'y a de différence que dans l'intensité des effets.

VI. La respiration est très peu influencée par la dionine. Avec elle on n'observe pas l'action modératrice produite par la morphine et surtout par l'héroïne. Sous l'influence de la dionine, le chien a plutôt une respiration dyspnéique.

VII. Les effets déprimants de la dionine sur les centres cérébraux n'ont pas la valeur de ceux de la morphine ; ils ne s'accompagnent pas d'un sommeil aussi profond. Par contre, certains effets convulsivants sont exagérés par suite de la prédominance de l'action bulbo-médullaire. Si on cherche à augmenter les doses, on voit bientôt survenir des accidents convulsifs, précédés d'agitation et d'hyperexcitabilité.

VIII. Ces actions légèrement stimulantes et la part que prennent les électivités bulbo-médullaires, dans les manifestations de la dionine, sont peut-être la raison d'être des indications spéciales de ce médicament, lorsqu'il s'agit d'obtenir des effets calmants sans dépression et imprégnation cérébrales trop profondes et trop prolongées.

IX. En thérapeutique oculaire, la dionine possède une action analgésiante particulière, très profonde et très durable, due à l'absorption du médicament par la conjonctive. A côté de cette action, elle en possède une autre par laquelle elle exerce une excitation sur l'endothélium des capillaires conjonctivaux (Wolfberg) et agirait ainsi comme un lymphagogue, dans le sens de Heidenhain.

X. Elle doit être employée : 1° dans tous les cas où l'on veut calmer des douleurs violentes, sur lesquelles les anesthésiques locaux connus jusqu'à ce jour sont restés sans action : iritis, irido-cyclite, ulcère, kératite, glaucome ; 2° lorsqu'il s'agit d'activer la nutrition des tissus, d'accélérer la résorption des exsudats pupillaires, de favoriser la mydriase.

XI. La solution qu'il nous semble préférable d'employer est celle à 2 pour 100. On peut en utiliser de plus fortes, sans craindre d'accidents toxiques ; nos recherches sur les animaux nous ont montré que la toxicité de la dionine était relativement faible.

BIBLIOGRAPHIE

Bloch, Dionin als schmerzstillendes Mittel in der Praxis *(Therapeutische Monatshefte*, August, 1899).

— Therapeutische mittheilungen über Dionin *(Arztlicne Central-Zeitung,* Wien 1900, n°s 21 et 22).

Bolognesi, Revue générale clinique sur les nouveaux remèdes *(Bulletin général de thérapeutique*, p. 543, octobre 1899).

Bornikoel, Beobachtungen bei der therapeutischen Verwendung des Dionin *(Klinisch therapeutische Woschenschrift,* n° 17, 1900).

Darier, De la dionine et de son action sur la circulation lymphatique de l'œil *(Clinique ophtalmologique*, n° 23, 1899.

— *Des Analgésiques oculaires et en particulier de la dionine* (Communication faite à la Société d'ophtalmologie de Paris, séance du 5 mars 1900).

Darier, Dor, Jocqs, Neuschüler, *De la Dionine en thérapeutique oculaire* (XIIIe Congrès international de médecine. Clinique ophtalmologique, n° 19, 1900).

Fromme, Dionin und seine Anwendung bei der Abstinenzcur des chronischen Morphinismus *(Berliner klinische Wochenschrift*, n° 14, 1899).

— Morphium Entziehungscuren mittelst Dionin *(Klin. therapeutische Wochenschrift*, n° 25, 1900).

Frassi, *La Clinica moderna,* 1899, p. 314.

Freymuth, *Psychiatrische Wochenschrift*, 1899, n° 16, p. 152.

GROEFE, Das Dionin in der Augenheilkunde (*Deutsche med. Wochenschrift*, 1900, n° 12).

GRIMAUX, *Annales de chimie et de physique*, vol. XXVII, p. 278, 1882.

GUINARD, *Étude expérimentale de pharmacodynamie sur la morphine et l'apomorphine*, th. de Lyon, 1898.

— Recherches pharmacodynamiques sur la dionine. Communication faite à la Société nationale de médecine de Lyon (*Province médicale*, n° 29, 1900).

HAJDA, Ueber Dionin (*Klin. therapeutische Wochenschrift*, n° 3, 1899).

HEIDENHAIN, *Lehrbuch der Physiologie*, von L. Hermann. Berlin, 1900, p. 212.

HEIM, Klinische Versuche über die Wirkung des Dionins (*Klin. therapeut. Wochenschr.*, n° 46, 1899).

HEINRICH, Das Dionin als Ersatzmittel des Morphins bei Entziehungscuren (*Wiener medicinische Blätter*, 16 mars 1899.

HESSE, Dionin ein neues Morphinderival (*Pharmaceutische Centralhalle*, n° 1. 1899).

— Die therapeutische Bedeutung des Dionins (*Wiener medicinische Blätter*, 1er et 8 juin 1899).

HIGIER, Zur therapeutische Wirkung des Dionins (*Deutsche medicin. Wochenschr.*, 2 novembre 1899).

HOFF, *Aertzlicher Central-Anzeiger*, Vienne, n° 31, 1899.

IMPENS, Action de la morphine et de quelques-uns de ses dérivés sur la respiration (*Journal médical de Bruxelles*, n° 16, 1900).

ISENBURG, Ueber die therapeutische Verwendung des Dionin in der Praxis (*Medico*, n° 20, 1900 et *Klin. therapeut. Wochenschr.*, n° 37, 1900).

IANISCH, *Münchener med. Wochenschr.*, n° 51, 1899.

KIRTE, Wirkung und Anwendung des Dionins (*Klin. therapeut. Wochenschr.*, n° 7, 1899).

KORTE, Klinische Versuche über die Wirkung und Anwendung des Dionin (*Therapeut. Monatshefte*, janvier 1899).

KRAMOLIN, Beitrag zur richtigen Beurtheilung des Dionins (*Therapeut. Monatshefte*, octobre 1900).

KRIJEVSKY, *la Dionine* (th. de Paris, juillet 1900).

KROEMER, voir FREYMUTH.

MELTZER, Ueber Dionin (*Münchner med. Wochenschr.*, n° 51, 1899).

MERCK, *Annales*, 1898-1899.

MASSALONGO, *Corriere sanitario*, n° 27, p. 417, 1899.

MINDES, *Manuale der neuen Arzneimittel*, Zurich, 1900.

NICOLAÏER, Dionintherapie in der Augenheilkunde (*Wochenschr. für Therapie und Hygiene des Auges*, n° 4, 1899).

NATALUCCI, *Gazetta medica-formaceutica*, p. 193, 1899.

OSSOWETSKY, *les Nouveaux Dérivés de la morphine : héroïne, péronine, dionine* (th. de Paris, juillet 1900).

PLESSNER, Ueber Dionin, seine Bedeutung im Ersatz des Morphium. (*Therapeut. Monatshefte*, février 1900).

RANSOHOFF, Mittheilung über einige Versuche, mit Dionin bei Psychosen (*Psychiatrische Wochenschr.*, n° 20, 1899).

RONDET, *De l'Anesthésie locale par infiltration (méthode de Scleich)*, th. de Lyon, 1900.

ROLPH STOCKMAN et D. B. DOTT, *The British med. Journal*, II, 1890, 189.

SALZMANN, Dionin, ein neues Morphinderivat (*Wiener medicinische Presse*, n° 24, 1900).

SAINT-MARTIN, *Étude expérimentale de pharmacodynamie sur l'éther diacétique de la morphine (Héroïne)*, th. de Lyon, 1900.

SCHLESINGER, Ueber therapeutische Versuche mit Dionin (*Wiener med. Presse*, n° 98, 1899, et *Therapeut. Monatshefte*, février 1900).

SCHRÖDER, Ueber die Wirkund des Dionin (*Die Therapie der Gegenwart*, n° 3, 1899).

UMBER, Ueber Dionin (*Therapie der Gegenwart*, février 1900).

Von MERING, *Annales de Merck*, 1898.

WINTERNITZ, Ueber die Wirkund einiger Morphinderivate auf die Athmung des Menschen (*Therapeut. Monatshefte*, septembre 1899, et *Nouveaux Remèdes*, n° 1, 1900).

Walter, Ueber die Anwendung des Dionin in der Gynœkologie *(Zeitschrift für prat. Aerzte*, n° 68, 1900).

Wolfberg, Lymphstauung am Auge durch Dionin *(Wochenschrift für Therapie und Hygiene des Auges,* n° 1 et 4, 1899).

— Die Dionin-Ophtalmie und ihre therapeutische Bedeutung *(Therapeut. Monatshefte*, mai 1900).

TABLE

Lyon. — Imp. A. REY, 4, rue Gentil. — 25313

www.ingramcontent.com/pod-product-compliance
Ingram Content Group UK Ltd.
Pitfield, Milton Keynes, MK11 3LW, UK
UKHW021111200726
13857UKWH00003B/1185